Die 50 besten Cholesterin-Killer

TRIAS

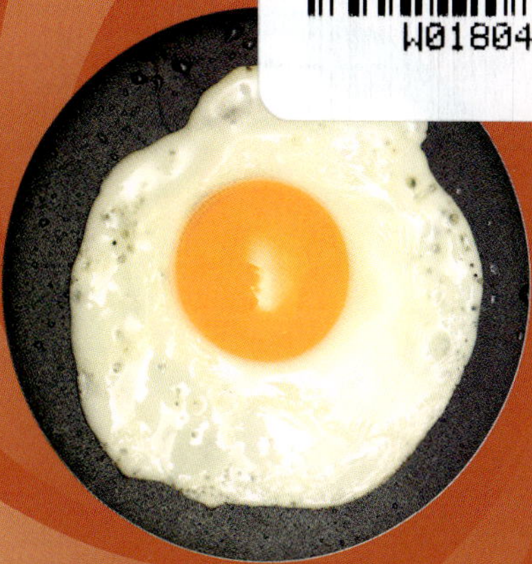

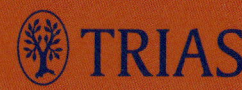

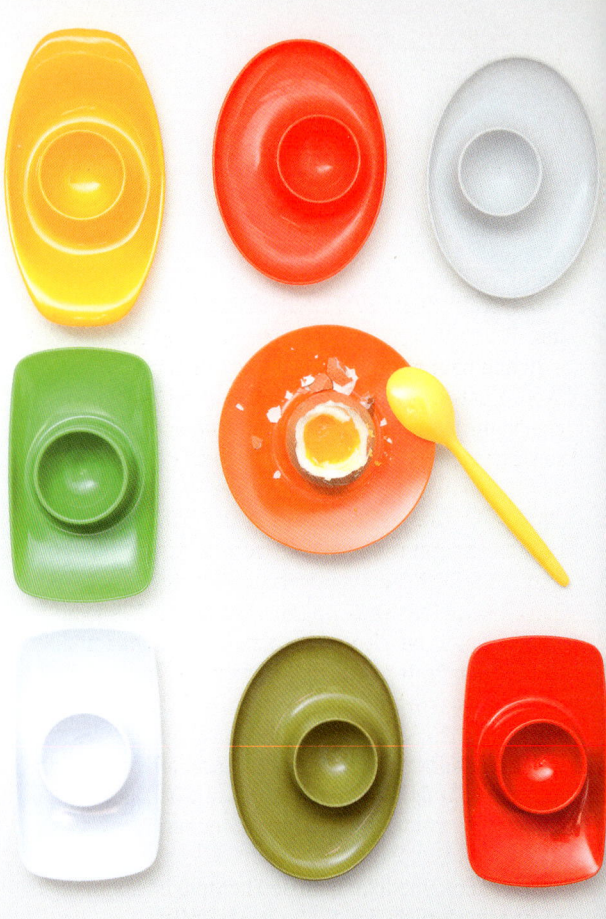

Liebe Leserinnen und Leser,

seit dem Zweiten Weltkrieg gehören Herz- und Kreislauf-Erkrankungen – wie Herzinfarkt und Schlaganfall – zu den häufigsten Todesursachen in der westlichen Welt. Herz-Kreislauf-Erkrankungen sind Todesursache Nummer eins in Deutschland und Fettstoffwechselstörungen sind der Hauptrisikofaktor dafür. Durch den Bewegungsmangel, die allgemeine Fehl- und Überernährung sowie den Stress in Beruf und Alltag haben viele mit ihren Blutfettwerten, Arteriosklerose und schließlich auch mit Herz-Kreislauf-Erkrankungen zu kämpfen. Nach wissenschaftlichen Auswertungen des Robert Koch-Instituts in Berlin haben in Deutschland mindestens 75 Prozent der Frauen einen Cholesterinspiegel über 200 mg/dl, 35 Prozent über 250 mg/dl und fast 10 Prozent über 300 mg/dl. Und bei Männern haben die Wissenschaftler eine sehr ähnliche Häufigkeit festgestellt. Damit ist das Gros der Frauen und der Männer von gefährlichen Erhöhungen der Blutfettwerte betroffen, die behandelt werden müssen. Eine medikamentöse Therapie ist aber meist nicht erforderlich. Fast 90 Prozent der Patienten kommen nach aktuellen Studien ohne Medikamente (sogenannte Lipidsenker) aus.

Die in diesem Buch beschriebenen natürlichen Cholesterinkiller – also Lebensmittel und einfache Maßnahmen, die dabei helfen, die Blutfettwerte zu optimieren – sind ganz ohne gefährliche Neben- oder Wechselwirkungen. In meiner Praxis und meinem Zentrum für Ernährungskommunikation, Diätberatung und Gesundheitspublizistik (ZEK) in Berlin-Lichterfelde kommen fast täglich Patienten zu mir, die die Nebenwirkungen von Lipidsenkern leid sind und auf natürlichem Wege gesunde Blutfettwerte erreichen wollen. Immer wieder gelingt es, mit Cholesterinkillern entscheidende Effekte zu erzielen. Auch viele Leser dieses Buches haben mir berichtet, dass sie keine Medikamente mehr einnehmen müssen und der behandelnde Arzt erstaunt war, dass sie eine so deutliche Verbesserung der Blutfettwerte erreicht haben.

Zögern Sie nicht, sich an mich zu wenden, wenn Sie Fragen, Kommentare oder Anregungen haben.

Ich wünsche Ihnen eine gute Gesundheit!

Ihr Sven-David Müller, M.Sc.
Staatlich anerkannter Diätassistent und Diabetesberater der Deutschen Diabetes Gesellschaft, Master of Science (M.Sc.) in Applied Nutritional Medicine (Angewandte Ernährungsmedizin)

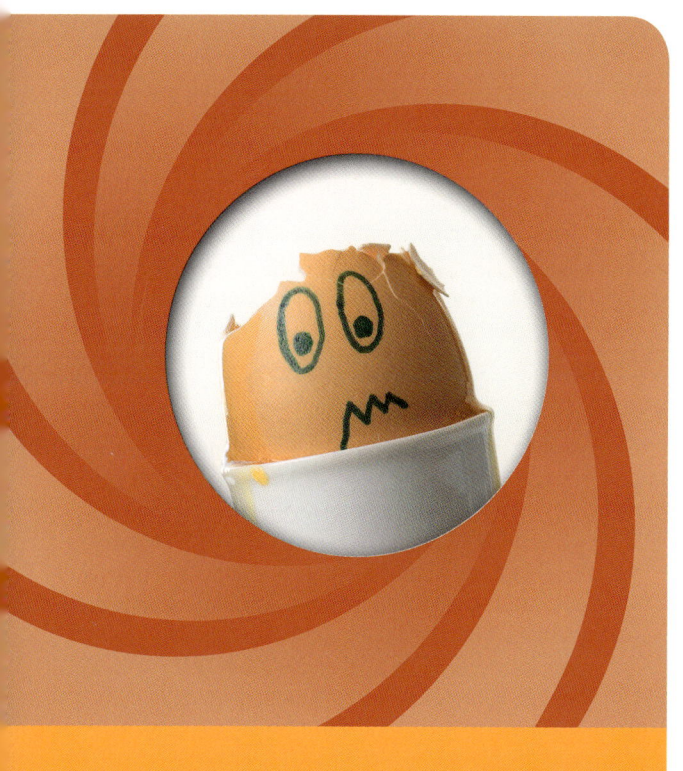

Cholesterin:
zwischen
Notwendigkeit
und Risiko

Was ist Cholesterin?

Bei aller Sorge um unsere Gesundheit dürfen wir nicht vergessen: Cholesterin ist eine lebenswichtige Substanz.

Cholesterin (auch Cholesterol genannt) ist unter anderem für den Aufbau von Zellwänden notwendig und dient als Ausgangssubstanz für Steroidhormone und Gallensäuren. Ohne Cholesterin ist kein Leben möglich! Pflanzen und Samen enthalten statt Cholesterin ähnlich aufgebaute Phytosterole. Daher ist pflanzliche Nahrung grundsätzlich frei von Cholesterin.

Der Großteil des Cholesterins wird vom Körper selbst hergestellt, nur ein kleiner Teil Cholesterin wird mit der Nahrung aufgenommen. Auch wenn kein Cholesterin gegessen wird, kann der ausreichend herstellen. Daher leiden Veganer – also Menschen, die nur Pflanzliches essen – nicht an Cholesterinmangel. Vom »Nahrungscholesterin« wiederum werden nur 40 bis 50 Prozent vom Organismus verarbeitet. Nicht die Menge an Cholesterin, die mit der Ernährung zugeführt wird, ist also von entscheidender Be-

deutung, sondern die Qualität der Nahrung insgesamt. Eine sehr geringe Cholesterin-Zufuhr über die Nahrung führt sogar zu einem Anstieg der körpereigenen Produktion, während eine hohe Zufuhr die Eigenproduktion reduziert. Eine cholesterinfreie Ernährung ist daher nicht empfehlenswert, die Menge von 300 mg Cholesterin pro Tag sollte allerdings nicht täglich überschritten werden. Früher wurde dem Nahrungscholesterin eine große Bedeutung beigemessen und Patienten mussten auf ihr Frühstücksei verzichten. Heute wird das von Ernährungsmedizinern und Ernährungswissenschaftlern schon lange nicht mehr empfohlen und niemand muss mehr auf Eier verzichten. Viel wichtiger ist nämlich die Einhaltung einer gesunden Ernährungs- und Lebensweise, die Meidung von bestimmten gesättigten Fettsäuren und Transfettsäuren sowie der tägliche Konsum von Cholesterinkillern.

Lipoproteine

Da Fett und Cholesterin nicht wasserlöslich sind, hat der Körper ein Transportsystem aufgebaut, um diese Substanzen im Blut (genauer Blutplasma) transportieren zu können. Diese Aufgabe übernehmen Lipoproteine (lipo = Fett, Proteine = Eiweiß). Nach der Verdauung und Aufnahme übernehmen zunächst Chylomikronen den Transport des Cholesterins. Von der Leber aus transportieren Lipoproteine verschiedener Dichte das Cholesterin in die Zellen des gesamten Körpers. Die Bezeichnungen der Lipoproteine kommen aus dem Englischen und beziehen sich auf ihre Dichte. So haben LDL eine geringe Dichte (= low density), HDL sind Lipoproteine mit einer hohen Dichte (= high density). Ist zu viel LDL im Blut, kommt es durch Ablagerungen an den Blutgefäßwänden zur Arteriosklerose (Arterienverkalkung). Daher bezeichnet man LDL als unerwünschtes oder schlechtes Cholesterin. Vor allem oxidierte LDL sind für eine beschleunigte Arteriosklerose (Verkalkung mit Verengung der Arterien) verantwortlich. Zum Schutz vor Oxidation sollten dem Körper ausreichend antioxidativ wirkende Stoffe zugeführt werden. Dazu gehört beispielsweise Vitamin C, Vitamin E oder auch Selen. Täglich frisches Obst und Gemüse oder Nüsse in jeder Form sorgen für eine ausreichende Menge dieser Schutzstoffe.

Das HDL nimmt Cholesterin auf und sorgt für den Rücktransport zur Leber. Hier wird es verarbeitet und kann die Blutgefäße (Arterien) nicht mehr verkalken. An andere Zellen gibt HDL kein Cholesterin ab. Daher wird HDL häufig als das wünschenswerte oder gute Cholesterin bezeichnet. Erstrebenswert ist also, die Werte des LDL-Cholesterins zu senken und gleichzeitig die Menge der HDL-Cholesterine im Körper zu erhöhen. Dies lässt sich mit der Cholesterinkiller-Strategie leicht erreichen. Die meisten Lipidsenker hingegen senken leider außer dem LDL- auch den HDL-Wert und sollten daher nicht bevorzugt eingesetzt werden.

Blutfettwerte im Überblick

Die Bestimmung der Blutfettwerte, also von Gesamtcholesteringehalt, HDL, LDL und Triglyzeriden, sollte

KILLER-TIPP

Obwohl ein Ei(-dotter) mit etwa 250 mg Cholesterin zu Buche schlägt, steigt der Cholesterinspiegel im Blut nach dem Verzehr nicht etwa an. Im Gegenteil: Das ebenfalls im Eigelb vorhandene Lecithin senkt nach neueren Studienauswertungen den Cholesterinspiegel. Es spricht nichts dagegen, wenn Menschen mit erhöhtem Cholesterinspiegel Eier essen. Diabetiker sollten täglich aber nicht mehr als ein Hühnerei essen. Das tägliche Frühstücksei versorgt den Körper mit wichtigen Vitaminen, Mineralstoffen, hochwertigem Eiweiß und gesunden Fettsäuren. Es gibt neben Hülsenfrüchten (wie Soja, Sprossen und Keimen) und Milchprodukten kein gesünderes Lebensmittel als das Hühnerei.

grundsätzlich mindestens einmal jährlich vorgenommen werden. Bei erhöhten Werten ist es sinnvoll, nach drei Monaten eine Kontrollmessung durchzuführen. Inzwischen sind solche Messungen nicht nur beim Arzt, sondern auch in vielen Apotheken möglich. In der Apotheke gibt es außerdem medizinische Tests, die die Cholesterinmessung zu Hause ermöglichen.

Richtwerte für Blutfettmessungen:

Gesamtcholesterin	‹ 200 mg/dl
LDL	‹ 160
HDL	mindestens 45
Triglyzeride	‹ 200

Für Patienten mit weiteren Risikofaktoren für Herz-Kreislauf-Erkrankungen, z. B. Diabetiker oder Menschen mit erhöhtem Blutdruck, gelten strengere Richtwerte, vor allem für den LDL- und Triglyzeridwert. Noch vor zehn Jahren war kaum bekannt, dass ein erhöhter Triglyzeridspiegel ein Risikofaktor für Herz und Gefäße darstellt. Heute weiß man, dass er in Kombination mit einem erhöhten Cholesterinspiegel das Infarktrisiko erhöht. Als Ursache für einen erhöhten Triglyzeridgehalt im Blut gelten vor allem Übergewicht oder eine Diabeteserkrankung.

Erhöhter Cholesterinspiegel

Das Risiko für Herz-Kreislauf-Erkrankungen ist von verschiedenen Faktoren abhängig. Eine familiäre Veranlagung und das Lebensalter gehören zu den Faktoren, die nicht zu ändern sind. Rauchen, Bluthochdruck, Adipositas (Fettsucht), Diabeteserkrankung und zu hohe Cholesterinwerte jedoch sind die Faktoren, die beeinflussbar sind. Schon bei leicht erhöhtem Cholesterinspiegel steigt die Gefahr, einen Herzinfarkt zu erleiden, erheblich. Bei Werten über 300 mg/dl kann sich das Risiko sogar verdreifachen. Etwa drei Viertel aller erwachsenen Männer und Frauen weisen nach Angaben des Statistischen Bundesamtes einen erhöhten Cholesterinspiegel auf.

Das klingt zunächst alarmierend. Bei der weiteren Auswertung stellt man jedoch fest, dass rund zehn Prozent der Erwachsenen einen Cholesterinspiegel von über 300 mg/dl aufweisen. Das ist die gute Nachricht, auch wenn die Pharma-Lobby das nicht gerne hören wird. Bedeutet es doch, dass die meisten Menschen mit erhöhten Cholesterinwerten allein durch eine Umstellung ihrer Ess- und Lebensgewohnheiten und den Einsatz von natürlichen Cholesterinkillern einen ausgeglichenen Cholesterinspiegel erreichen können. Ernährungsmediziner und Ernährungswissenschaftler sind sich völlig einig, dass Lipidsenker in den meisten Fällen einfach überflüssig sind. In jedem Fall sollte in erster Linie eine blutfettsenkende Ernährung durchgeführt werden. Nur in sehr wenigen Fällen, in denen besonders hohe Cholesterinwerte vorliegen, ist die Einnahme von Lipidsenkern oder sogar eine Blutwäsche (LDL-Apherese) erforderlich. Die hier beschriebenen Cholesterinkiller wirken bei allen Menschen. Darauf können Sie sich verlassen.

KILLER-TIPP

Bei einer Ernährungsumstellung mit dem Ziel, den Cholesteringehalt im Blut zu senken (LDL absenken unter Beibehaltung oder Erhöhung des HDL), müssen Sie sich etwas Zeit geben. Die Umstellung kann nicht »von heute auf morgen« erfolgen. Lassen Sie frühestens nach acht bis zwölf Wochen Ihre Blutfettwerte erneut prüfen. Andernfalls können Sie keine Effekte erwarten. Da die Arteriosklerose nicht »über Nacht« entsteht, haben Sie ausreichend Zeit für die Senkung des LDL und die Erhöhung des HDL. Hauptsache ist, dass Sie heute loslegen!

Ernährungsumstellung und Bewegung

Die Blutfettwerte lassen sich bei den meisten Menschen bereits ohne die Einnahme von Medikamenten, alleine durch eine gesunde Lebensführung und bewusste Ernährung positiv beeinflussen. Leider lauern im Supermarkt viele Fallen. Fertigprodukte, Alkohol und gezuckerte Softdrinks verlocken zum Einkauf. Jeder Bundesbürger verbraucht im Jahr rund 800 Kilogramm Lebensmittel. Bei diesen Mengen ist offensichtlich, dass es grundsätzlich auf die Zusammensetzung dieser enormen Menge Nahrung ankommt. Für Menschen mit erhöhten Blutfettwerten kommt es vor allem darauf an, ausreichend pflanzliche Lebensmittel zu essen, denn sie sind frei von Cholesterin. Besonders zucker- und fetthaltige Produkte sollten nicht im Einkaufskorb landen.

Kohlenhydrate beeinflussen die Blutfettwerte

Kohlenhydrate, besonders Zucker (Haushaltszucker = Saccharose, Fruchtzucker = Fruktose) und zuckerhaltige Lebensmittel, können den Triglyzeridspiegel erhöhen. Das gilt auch für Produkte mit Zuckeraustauschstoffen (z. B. Sorbit und Xylit). Süßstoffe sind keine Kohlenhydrate und haben daher keinerlei Einfluss auf den Cholesterin- oder Triglyzeridspiegel.

Achten Sie auch auf den Zucker- oder Fruchtzuckergehalt in Getränken. Sehr schnell kommen große Mengen Zucker zusammen, wenn Sie Ihren Flüssigkeitsbedarf mit Hilfe von Fruchtsäften, Limonaden und Cola-Getränken decken. Mineralwasser, z. B. mit einem Spritzer Zitronen- oder Limettensaft und ungesüßter oder mit Süßstoff gesüßter Tee sind die bessere Wahl zur Deckung Ihres Flüssigkeitsbedarfs von etwa zwei Litern am Tag. Besonders gesunde Getränke sind Kefir und Brottrunk, da beide probiotisch wirksame Mikroorganismen enthalten, die nach vorliegenden Studien in der Lage sind, den Cholesterinspiegel zu senken.

Studien zeigen, dass das Herz- und Gefäßrisiko auch mit dem glykämischen Index (GI, GLYX) verbunden ist. Dieser Wert gibt an, wie rasch kohlenhydrathaltige Lebensmittel den Blutzuckerspiegel ansteigen lassen. Besonders wertvoll für eine gesunde Ernährung sind Lebensmittel mit einem niedrigen glykämischen Index (mit Ausnahme von isoliertem Fruchtzucker oder Fruchtzucker in Getränken). Empfehlenswert sind beispielsweise Vollkornbrot, Haferflocken, Weizenkleie, Getreide, Hülsenfrüchte, Frischgemüse, Nüsse, Kerne und Samen, Obst (außer den sehr zuckerhaltigen Sorten wie z. B. Weintrauben, Bananen), Milch und Milchprodukte.

Proteine: Wirkung über »Umwege«

Eiweiß (Protein) hat keinen unmittelbaren Einfluss auf die Blutfettwerte. Häufig enthalten jedoch proteinreiche Lebensmittel gleichzeitig eine größere Menge Fett. Bei tierischen Produkten wie Fleisch oder Milchprodukten sind im Fettanteil reichlich gesättigte Fettsäuren enthalten. Bei erhöhtem Cholesterinspiegel sollten Sie daher versuchen, öfter mal tierisches durch pflanzliches Eiweiß zu ersetzen.

Probieren Sie doch mal »Soja-Wurst«, Seitan oder Tofu anstatt Wurst oder Fleisch aus und bauen Sie mehrmals wöchentlich Sojaprodukte – auch Sojadrinks –

KILLER-TIPP

Mit einer Spaghetti-Sauce nach Bologneser Art lassen sich meist auch die letzten Skeptiker in Sachen »Soja« oder anderen veganen Alternativen überzeugen. Herzhaft gewürzte Sojaprodukte nach Hackfleischart (aus dem Reformhaus, der Reformabteilung im Supermarkt oder im Bioladen) sind unkompliziert in der Anwendung und daher für Einsteiger bestens geeignet.

in Ihren Speiseplan ein. Dadurch können Sie den LDL-Cholesteringehalt in Ihrem Blut schon deutlich senken. Studien belegen, dass Soja in der Lage ist, den Cholesterinspiegel um 10 Prozent zu senken. Und das, ohne eine weitere Ernährungsumstellung oder andere Cholesterinkiller aufzunehmen.

Fett: Menge und Qualität sind entscheidend

Die Fettaufnahme vieler Deutscher liegt vermutlich mindestens 30 Prozent über den Empfehlungen der Experten. Es ist sinnvoll und notwendig, täglich mindestens 35 Prozent der Nahrungsenergie in Form von Fett aufzunehmen. Dieses sollte insbesondere ein- und mehrfach ungesättigte Fettsäuren (inklusive Omega-3-Fettsäuren), aber wenig gesättigte Fettsäuren enthalten. Momentan nehmen leider viele Menschen reichlich gesättigte Fettsäuren auf. Diese kommen zu einem großen Teil aus tierischen Produkten wie fettem Käse, Butter, fettem Fleisch und fetter Wurst, Fast Food und Fertiggerichten. Daneben ist auch die Zufuhr von Transfettsäuren sehr hoch. Laut aktueller Studie nehmen wir diese insbesondere über frittierte Speisen, Blätterteig, Butter, Sahne und Croissants auf. Daher sollte jeder, der etwas für Herz und Gefäße tun möchte, grundsätzlich auf Butter verzichten und besser auf hochwertige Pflanzenöle (aus denen ja auch Margarine hergestellt wird), Nüsse, Samen und Kerne setzen.

Gesättigte Fettsäuren (GFS): Palmkern- und Kokosfett, Butter(-schmalz), Schweineschmalz, fettes Fleisch, fetter Käse, Aufschnitt, Sahne

Einfach ungesättigte Fettsäuren (EUFS): Olivenöl, Gänse- und Entenschmalz, Rapsöl, Sesamöl

Mehrfach ungesättigte Fettsäuren (MUFS): Distelöl, Leinöl, Rapsöl, Nussöl, Sonnenblumenöl, Diätmargarine

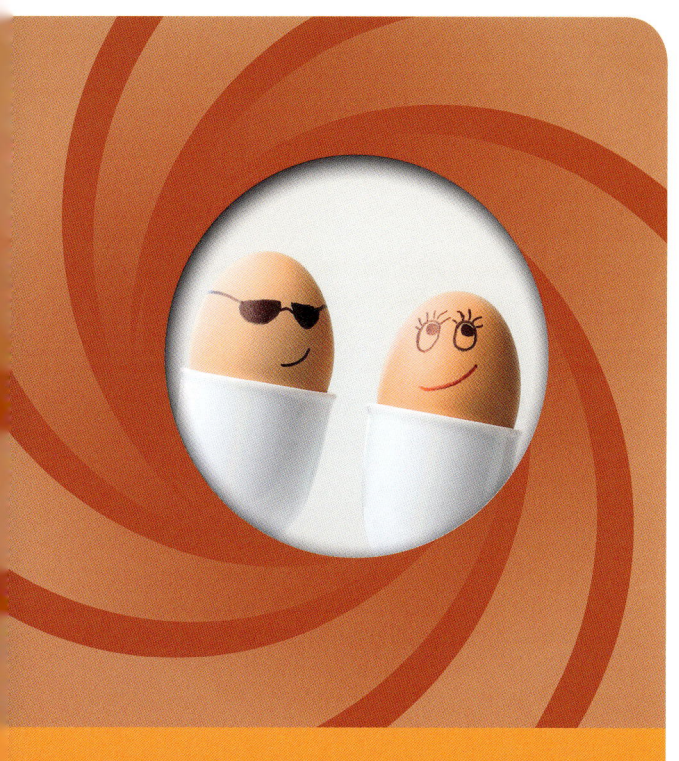

Die 50 besten
Cholesterin-
Killer

Kleine Helfer – große Wirkung

Die meisten Killer werden Ihnen vertraut sein. Aber kennen Sie schon die Konjac-Wurzel oder Gugulipid? Es lohnt sich, Neues auszuprobieren.

Schauen Sie sich die folgenden Seiten an und suchen Sie sich für Ihre tägliche Ernährung ausreichend Cholesterinkiller aus. Wählen Sie frisches Obst und Gemüse, eine Handvoll Nüsse, Samen und Kerne (beispielsweise Walnüsse und Mandeln) ballaststoffreiche Getreide und Hülsenfrüchte aus. Dazu hochwertiges (häufiger auch pflanzliches) Eiweiß aus fettarmen Milchprodukten, Fisch, Sojaprodukten und magerem Fleisch. Verwenden Sie zum Zubereiten der Speisen hochwertige Öle in kleiner Dosis. Die tägliche Fettmenge sollte 80 bis 100 g weder überschreiten noch unterschreiten. Eine fettarme Ernährungsweise kann die Blutfette negativ beeinflussen. Trinken Sie ausreichend – meiden Sie dabei jedoch sehr zuckerhaltige Getränke. Am Ende des Kapitels finden Sie Ideen für einen kompletten Cholesterinkiller-Tag.

Sie werden merken, dass sich Ihre Mahlzeiten immer mehr zu einer herzgesunden, cholesterinfreundlichen Ernährung entwickeln. Nach zwei bis drei Monaten können Sie dann die Erfolge Ihrer Cholesterinkiller-Ernährung vom Arzt oder in der Apotheke mit einem erneuten Cholesterin-Check überprüfen lassen.

Bei der Umstellung der Ernährungsweise und dem gezielten Einbau von Cholesterinkillern, ist es möglich, den Cholesterinspiegel um 30 bis 40 Prozent zu reduzieren. Damit lassen sich Cholesterinwerte bis zu 350 mg/dl normalisieren. Und das ohne die gefährlichen Neben- und Wechselwirkungen, die Lipidsenker – also cholesterinspiegelsenkende Medikamente – haben. Aber es geht bei erhöhten Blutfettwerten nicht nur um die Senkung des Cholesterins, sondern vielmehr um die Erhöhung des HDL und die gleichzeitige Senkung des LDL und der Triglyzeride. Die Substanzen Niacin sowie Chrom, aber auch Bewegung erhöhen das HDL. Omega-3-Fettsäuren senken die Triglyzeride deutlicher als viele Medikamente. Machen Sie sich den Effekt von Cholesterinkillern zunutze. Ihre Gesundheit wird es Ihnen danken.

1 Orangen

Die Orange ist als Zitrusfrucht bekannt als gesundes Obst. Die meisten Menschen denken dabei aber vor allem an das antioxidativ wirkende Vitamin C, das uns erkältungsfrei durch den Winter bringen soll. Daneben enthält die Orange jedoch auch reichlich Pektin, einen wasserlöslichen Ballaststoff (Faserstoff). Pektin bindet das mit der Gallensäure in den Darm abgegebene Cholesterin, sodass es ausgeschieden werden kann. Dieses Cholesterin kann also nicht mehr aus dem Darm resorbiert werden und steht der Leber damit nicht mehr zur Verfügung. In der Folge muss der Organismus Cholesterin aus dem Blut verwenden, um in der Leber neue Gallensäuren produzieren zu können. Dafür aktiviert er die LDL-Rezeptoren in der Leber. Daher senkt Pektin insbesondere das gefäßschädliche LDL und nicht das HDL.

Auch alle anderen Zitrusfrüchte enthalten ansehnliche Mengen Pektin. Daher sollten Zitrusfrüchte regelmäßig zur Ernährung gehören. Leider gilt dieser Vorteil nicht für die beliebten Orangen- oder Grapefruitsäfte.

2 Brombeeren

Schon zu Zeiten des antiken Arztes Hippokrates wurden Blätter und Früchte der Brombeere, die an dornigen Ranken wächst und zur Familie der Rosengewächse gehört, in der Medizin verwendet. Der hohe ernährungsphysiologische Wert von Brombeeren zeichnet sich dadurch aus, dass sie im Vergleich zu anderen Beerenfrüchten besonders viel Provitamin A und Vitamin E enthalten. Als Lieferant von Mineralstoffen sind sie besonders im Magnesium-, Kalzium- und Eisengehalt anderen Obstarten überlegen.

Brombeeren sind zudem reich an Kalium, Vitamin C, Kupfer und Mangan. Auch der Ballaststoffgehalt der saftigen Früchtchen ist ansehnlich. Als Cholesterinkiller zeichnen sich Brombeeren durch ihren hohen Gehalt an antioxidativ wirksamen Flavonoiden aus. Flavonoide gehören zur Gruppe der sekundären Pflanzenstoffe. Ihnen wird eine Vielzahl gesundheitsfördernder Wirkungen zugeschrieben. Blutzucker-, cholesterin und blutdruckregulierende Wirkungen sind nur einige davon.

Anthocyane, Pflanzenfarbstoffe, die für die kräftig blauviolette Färbung der Brombeere sorgen, wirken immunstimulierend und krebshemmend, durchblutungsfördernd, gefäßschützend und blutdrucksenkend. Eine weitere Untergruppe der Flavonoide – die Polyphenole – erweitert diese gesundheitsförderlichen Effekte noch. Ihre antioxidative Wirkung ist sogar etwa 40 Prozent größer als die vergleichbarer Vitamin-E-Konzentrationen. Die Fließeigenschaften des Blutes werden verbessert, das LDL-Cholesterin wird gesenkt und der HDL-Wert erhöht. Zusatznutzen: Flavonoide wirken entzündungshemmend und vorbeugend gegen Tumorerkrankungen, Venenleiden und Hämorrhoiden.

3 Äpfel

»An apple a day keeps the doctor away.« – Diesen Ausspruch kennt wahrscheinlich jeder. Für die Arteriosklerosegefahr gilt der Satz in jedem Falle, denn Äpfel schützen Herz und Gefäße. Äpfel sind rund ums Jahr in guter Qualität nahezu überall erhältlich und wirken in kompakter, knackiger Form als Lipidsenker ohne Nebenwirkungen. Hauptsächlich ist diese Wirkung auf den hohen Pektingehalt der Äpfel zurückzuführen.

Um Cholesterinkiller-Effekte zu erzielen, müssten Sie pro Tag etwa drei ungeschälte Äpfel genießen. Da es sich um einen leckeren, kalorienarmen und saftigen Snack handelt, ist es besonders zu empfehlen. Wenn Ihnen die Menge zu viel erscheint Sie aber dennoch auf den cholesterinsenkenden Effekt der Äpfel nicht verzichten wollen, wählen Sie Apfeltrester oder Pektinkonzentrate, die in Naturkost- oder Reformhäusern erhältlich sind. Noch einfacher ist es, Einmachpektin zu verwenden. Achten Sie auf den Pektingehalt des Präparats. Eine Gabe von 3 bis 4 g Pektin pro Tag kann nach einer dreimonatigen Kur zu einem Absenken des

Choleseringehaltes um zehn bis 15 Prozent führen. Den höchsten Pektingehalt von allen Lebensmitteln haben übrigens Quitten. Sie eignen sich jedoch nicht zum Rohverzehr, da sie etwas hart und bitter sind.

4 Antioxidantien

Antioxidantien (Oxidationshemmer) sind natürlicherweise in Lebensmitteln vorkommende Stoffe, die eine Reaktion empfindlicher Moleküle mit Sauerstoff verhindern. Meistens wirken sie als Radikalenfänger. LDL-Cholesterin fördert grundsätzlich die Entstehung von Arteriosklerose. Nach neueren wissenschaftlichen Untersuchungen wirkt oxidiertes LDL (oLDL) besonders schädigend. Makrophagen, die zu den Fresszellen des Immunsystems gehören, nehmen oLDL ungehemmt auf und speichern es. Durch die Fettüberladung der Makrophagen bilden sich Schaumzellen, was in der medizinischen Forschung als eine der Ursachen für die Entstehung von Arteriosklerose betrachtet wird.

Neben einer Senkung des LDL-Cholesterinspiegels sollte also vor allem vermieden werden, dass LDL oxidiert. Eine vermehrte Aufnahme von oxidativ wirkenden Substanzen kann das verhindern. Besonders die Vitamine E und C sowie die sekundären Pflanzenstoffe aus der Gruppe der Carotinoide und Flavonoide spielen dabei eine wichtige Rolle. Auch die Spurenelemente Zink und Selen sind wirkungsvolle Partner im Kampf gegen die Oxidation des LDL-Cholesterins.

Um den Körper gut mit Antioxidantien zu versorgen, sollten Sie reichlich Obst und Gemüse essen. Um die Bioverfügbarkeit im Körper zu erhöhen, ist es besonders sinnvoll, sowohl rohes als auch gekochtes Obst und Gemüse zu essen. Wenn Sie Bedenken haben, ob Ihre tägliche Zufuhr an Oxidationshemmern ausreicht, trinken Sie zusätzlich frische Säfte (besonders wirksam ist Tomatensaft) und reichern Sie Ihre Kost mit natürlichen Konzentraten wie Bierhefe, Sanddorn- oder Hagebuttenkonzentrat an.

Gute Quellen für Antioxidantien sind beispielsweise:

Vitamin E: Nüsse/Mandeln, Samen, Weizenkeimöl, Maiskeimöl, Sonnenblumenöl, Sojakeimöl, hochwertige Margarine (Diätmargarine)

Vitamin C: Orangen, Zitronen, Grapefruits, Clementinen, Johannisbeeren, Himbeeren, Sanddorn, Kiwis, Paprika, Fenchel, Petersilie, Tomaten, Kartoffeln, Hagebutten

Carotinoide: Tomaten, Paprika, Brokkoli, Rosenkohl, Grünkohl, Spinat, Möhren, Mais, Aprikosen, Pfirsiche, Orangen

Flavonoide: Kirschen, Pflaumen, rote Beeren, Äpfel, Rotkohl, Zwiebeln, Radieschen, Radicchiosalat, Endivien, Auberginen

Die Einnahme von hochdosierten Vitamin-/Mineralstoffpräparaten kann eventuell dazu führen, dass oxidative Prozesse eher noch angeschoben werden, statt dass – wie erwartet – eine oxidationshemmende Wirkung eintritt. Nehmen Sie hochdosierte Präparate niemals ohne Rücksprache mit Ihrem Arzt ein.

5 Heidelbeeren

Natürlich schmecken Heidelbeeren gut und es gibt sie frisch, tiefgefroren oder aus dem Glas. Aber in Heidelbeeren stecken nicht nur ein aromatischer Geschmack und ein relativ hoher Gehalt an Ballaststoffen. Sie enthalten viel Gesundes für Herz und Gefäße. Sie sind reich an Polyphenolen, Antioxidantien wie Phenolsäure, Gerbstoffen, Flavonolen und eben Anthocyanen, die den Cholesterinspiegel senken und auch Krebs vorbeugen können und vor neurodegenerativen Erkrankungen wie Morbus Alzheimer schützen.

6 Artischocken

Traditionell werden Artischocken als Vorspeise zu üppigen Mahlzeiten gereicht, da sie die Fettverdauung verbessern. Inzwischen sind die positiven Eigenschaften der Artischocke gut erforscht. Sie enthält einen ganzen Cocktail von Wirkstoffen, mit denen Gallenblase und Leber angeregt werden.

Den Cholesterinspiegel beeinflussen die Inhaltsstoffe der Artischocke gleich zweifach: Zum einen hemmt der Wirkstoff Cynarosid ein Enzym, das die Leber zur

Herstellung des Cholesterins benötigt, sodass der Körper nur geringere Mengen davon produzieren kann. Zum anderen wirkt Artischockenextrakt stark anregend auf Leber und Gallenblase, sodass mehr Gallenflüssigkeit in den Darm gelangt und dort für die Fettverdauung zur Verfügung steht. Ein weiteres Plus für Ihre Gesundheit: Artischockenextrakt wirkt stark antioxidativ, sodass die Umwandlung des LDL-Cholesterins in die oxidierte Form (oLDL) vermindert wird. Diese Form des Cholesterins scheint nach neuesten Untersuchungen der Hauptfaktor für die Entstehung von Arteriosklerose zu sein. Artischockenextrakt kann das Gesamt- und das LDL-Cholesterin um etwa 20 Prozent senken. Beziehen Sie regelmäßig Artischo-

KILLER-TIPP

Für eine Cholesterinkiller-Wirkung sollten Sie Artischockenextrakt aus der Apotheke oder Drogerie und dem Reformhaus bevorzugen. Die notwendigen Mengen für einen cholesterinsenkenden Effekt sind mit dem Verzehr frischer Artischocken kaum täglich zu erreichen. Die Kombination aus der Wirkung des Cholesterinkillers Artischocke mit dem der Ballaststoffe ist ideal und bei vielen Menschen mit erhöhten Cholesterinwerten oft schon zur Normalisierung ausreichend. Ideal ist die Kombination aus Artischockenkonzentrat und Plantago-ovata-Samenschalen.

cken in Ihren Speiseplan ein und trinken Sie vor jeder Mahlzeit eine Portion Artischockenkonzentrat.

7 Soja

Sojabohnen sind wie alle pflanzlichen Lebensmittel völlig frei von Cholesterin. Daher sollten Menschen, die unter erhöhten Cholesterinwerten leiden oder vorbeugen möchten, auf vegane Lebensmittel setzen. Von vielen Menschen wird die in Asien häufig verzehrte Hülsenfrucht inzwischen schon als echte Wunderbohne angesehen. Besonders Vegetarier schätzen Sojabohnen als gute Proteinquelle. Das enthaltende Sojalecithin hemmt die Cholesterinaufnahme, regt die Gallebildung und den HDL-Transport an. Zudem ist Soja ballaststoffreich, und auch das hat eine positive Wirkung auf den Cholesterinspiegel. Normalerweise haben Eiweiße keinen direkten Einfluss auf den Cholesterin- und Triglyzeridspiegel. Wird jedoch pflanzliches Eiweiß anstelle von tierischem Eiweiß verzehrt, kommt es gleichzeitig zu einer Verringerung des Verzehrs von tierischen Fetten und den darin häufig enthaltenen gesättigten Fettsäuren.

Bei erhöhtem Cholesterinspiegel führen der Ersatz von tierischem Eiweiß durch Sojabohneneiweiß – beispielsweise Räuchertofu statt Schweineschnitzel – und die zusätzliche Gabe von Sojaeiweiß zu einer deutlichen Verringerung des LDL-Cholesterins. In einer Studie lag die Reduktion der Werte sogar bei erstaunlichen 25 Prozent. Um von der Cholesterinkil-

Proteingehalt von Sojaprodukten

Produkt	Proteingehalt pro 100 g
Sojaflocken, -kost	50 g
Sojamehl, fettarm	50 g
Tofunudeln	45 g
Tofu	16 g
Tofuburger, -wurst	14 bis 16 g
Sojadrink	3 bis 4 g

ler-Wirkung der Sojabohne zu profitieren, sollten Sie täglich etwa 25 g Sojaprotein verzehren. Dies gelingt, wenn Sie jeden Tag einen Sojadrink trinken, Joghurt durch Sojaprodukte ersetzen und mehrmals pro Woche Tofu oder »Soja-Fleisch« in Ihren Speiseplan einbauen. Achten Sie darauf, dass die Sojaprodukte mit Kalzium angereichert sind.

8 Roter Reis

Bisher war Reis nicht als Cholesterinkiller, sondern vielmehr als gesundes Nahrungsmittel bekannt und gehört im asiatischen Raum zur täglichen Ernährung. Rot fermentierter Reis, auch »Angkak« oder »Red Yeast Rice« genannt, ist in China ein weit verbreitetes Lebensmittel. Um die Fermentationsvorgänge einzuleiten, wird gekochter weißer Reis mit einem Schimmelpilz (Monascus purpureus) versetzt, der den Reis intensiv rot färbt. Durch die Fermentation entsteht die Substanz Monacolin K, deren chemische Struktur der des Lipidsenkers Lovastatin ähnelt, aber eine höhere Bioverfügbarkeit aufweist (also besser wirken kann). In verschiedenen Studien zeigt sich, dass roter Reis bzw. Monacolin K das Gesamt- und LDL-Cholesterin sowie die Triglyzeride senkt. Sinnvoll ist es, roten Reis mit Q_{10}, dem Vitamin Folsäure und Astaxanthin zu kombinieren, denn das macht roten Reis zum besonders effektiven Cholesterinkiller. Folsäure ist in der Lage den Homocystein-Stoffwechsel zu optimieren und Arteriosklerose vorzubeugen. Astaxanthin kann aggressive Teilchen wie oxidiertes LDL, das die Gefäße in besonderem Maße schädigt, abfangen und unschädlich machen.

Außerdem hat roter Reis eine enorme Herzschutzwirkung. Im roten Reis konnten Wissenschaftler Substanzen identifizieren, die eine ähnliche Wirkung wie klassische Lipidsenker aufweisen. Roter Reis ist in Asialäden erhältlich. Inzwischen gibt es Nahrungsergänzungsmittel, diätetische Lebensmittel (z.B. Armo-Lipid®) und Arzneimittel auf der Basis von »rotem Reis«. Informieren Sie sich in Ihrer Apotheke.

9 Shiitake-Pilze

Pilze bestehen zu 90 Prozent aus Wasser, sind kalorienarm und für die schlanke Linie daher ein ideales Lebensmittel. In der Traditionellen Chinesischen Medizin (TCM) wird Shiitake als Nahrungsmittel und Heilpilz verwendet. Er wird zur Stärkung des Immunsystems sowie zur Vorbeugung und Behandlung von Darmerkrankungen und Infektionen eingesetzt. Der ursprünglich aus Ostasien stammende Shiitake-Pilz kann jedoch bei regelmäßigem Genuss auch Herz-Kreislauf-Erkrankungen vorbeugen. Der herzgesunde Baumpilz enthält z. B. ungesättigte Fettsäuren sowie Cholin, das den Cholesterinspiegel effektiv senken kann.

Frische und getrocknete Pilze gibt es im Asialaden und in gut sortierten Supermärkten. Getrocknete Exemplare müssen vor der weiteren Verarbeitung mehrere Stunden eingeweicht werden. Gekocht und gebraten sind sie eine aromatische Bereicherung Ihres Speiseplans. Damit Shiitake-Pilze als Cholesterinkiller wirken können, sollten Sie täglich eine Portion davon verzehren.

10 Konjac-Wurzelknolle

In der Wurzelknolle der Konjac-Pflanzen steckt Glucomannan. Die Pflanze wächst in Südostasien und dort wird die Knolle auch gegessen. In Asien ist die Konjac-Knolle zur Gewichtsregulation beliebt, denn sie sättigt nachhaltig und hilft beim Abnehmen. 40 Prozent der Knolle bestehen aus Glucomannan. Diese Substanz gibt der Knolle Stabilität und gehört zur Gruppe der unverwertbaren Kohlenhydrate. Seit vielen Jahren gehört Glucomannan zu den Naturstoffen, die im Mittelpunkt der ernährungsmedizinischen Forschung stehen. Viele Studien zeigen, dass Glucomannan bei Diabetikern die Blutzuckersteigerung nach der Aufnahme von Kohlenhydraten verlangsamt und so vor Blutzuckerspitzen schützt. Zudem reguliert die

KILLER-TIPP

Ein bunter Gemüseeintopf mit Knoblauch, Tofu und einer Handvoll Nüssen oder Samen, in wenig Sonnenblumenöl angebraten, liefert mit Vitamin E, gesunden Schwefelverbindungen aus dem Knoblauch und Lecithin eine vollwertige Kombination dieser wichtigen Cholesterinkiller.

Substanz nachweislich die Verdauung und fördert die gesunde Darmflora in ihrem Wachstum. Besonders gut ist die Wirkung von Glucomannan auf den Cholesterinspiegel durch wissenschaftliche Studien belegt. Es ist anerkannt, dass ein täglicher Konsum von mindestens 4 Gramm den Cholesterinspiegel – insbesondere das gefährliche LDL – senkt. Wer mindestens 3 Gramm aufnimmt, kann sogar mit einer Gewichtsreduktion rechnen.

11 Knoblauch

Die Substanzen, die den Knoblauch zu einer Wohltat für Blutgefäße und Stoffwechsel machen, sind diverse Schwefelverbindungen, die zur Gruppe der sekundären Pflanzenstoffe gezählt werden. Knoblauch ist in der Lage, das Gesamtcholesterin und die Serumtriglyzeride zu senken, er wirkt außerdem gefäßerweiternd und blutdrucknormalisierend. Es wäre gut, wenn Sie täglich frischen, zerkleinerten Knoblauch genießen.

Knoblauch kann den HDL-Wert erhöhen, den des LDL verringern und die Oxidation von Cholesterin hemmen. Bei längerer Anwendung sorgt Knoblauch sogar für einen leichten Rückgang der bereits vorhandenen Ablagerungen (Plaque) in den Arterieninnenwänden. Ein Cholesterinkiller erster Güte! Voraussetzung ist allerdings, dass Sie 4 bis 5 g Knoblauch in den täglichen Speiseplan einbauen. Das ist in der kalten und warmen Küche ohne weiteres machbar, schon zwei Zehen decken Ihren täglichen Bedarf.

Studien weisen nach, dass eine Kombination aus Knoblauch, Vitamin E und Lecithin den LDL-Spiegel besonders deutlich senken kann. Diese drei Cholesterinkiller ergänzen sich synergistisch, das heißt, sie unterstützen sich gegenseitig in ihrer Wirkung, sodass die Gesamtsumme der Wirksamkeit mehr ist als die Summe jeder einzelnen Wirkung. Knobivital® ist ein hochwertiges Präparat, das neben Knoblauch herausragender Qualität und aus biologischem Anbau auch Bio-Zitronen, Bio-Orangen und Bio-Ingwer enthält. Das Produkt erhalten Sie in Apotheken, Drogerien und Reformhäusern. Um gute Effekte auf den Cholesterinspiegel zu erzielen und den Cholesterinkiller-Effekt nutzen zu können, ist es erforderlich, dauerhaft ausreichend Knoblauch aufzunehmen.

12 Phytosterine

Phytosterine kommen nur in pflanzlichen Lebensmitteln vor und ähneln in Struktur und Funktion dem Cholesterin aus tierischen Nahrungsmitteln. Die strukturelle Ähnlichkeit von Phytosterin und Cholesterin ermöglicht es, dass der Körper vorrangig die pflanzlichen Stoffe aufnimmt statt des Cholesterins. Daraus folgt, dass Cholesterin ausgeschieden wird, der Kreislauf des Cholesterins ist unterbrochen, der Gesamtcholesterinwert kann um 10 bis 15 Prozent, der LDL-Wert um etwa 5 Prozent gesenkt werden. Um diesen Effekt zu erzielen, müssen täglich etwa 1,5 bis 3 g Phytosterine aufgenommen werden. Dosierungen unter 1 g gelten als unwirksam, bei Mengen über 3 g ist kein weiterer cholesterinsenkender Effekt zu verzeichnen, Überdosierungen führen jedoch zu keiner gesundheitsschädigenden Wirkung. In der Realität liegt hingegen die tägliche Aufnahme bei durchschnittlichen Ernährungsgewohnheiten bei nur etwa 0,2 bis 0,4 g Pflanzensterinen – zu wenig, um den Cholesterinspiegel wirksam zu beeinflussen.

Mit dem Verzehr von Lebensmitteln ist es kaum möglich, Phytosterinmengen aufzunehmen, die den Cholesterinspiegel beeinflussen können. In der folgenden Tabelle bekommen Sie einen Überblick über den Phytosteringehalt in Lebensmitteln.

Phytosteringehalt in Lebensmitteln

Lebensmittel	Phytosteringehalt pro 100g
Saaten und Nüsse	22 bis 714 mg
Getreide	Bis zu 200 mg
Gemüse	Bis zu 100 mg
Obst	2 bis 30 mg

Abhilfe schaffen Nahrungsergänzungsmittel oder der Verzehr von Lebensmitteln, die mit Phytosterinen angereichert wurden. Es gibt mittlerweile Diäthalbfettmargarine verschiedener Anbieter, Nahrungsergänzungsmittel, Centrum Kardio, Milch und spezielle Milch-Drinks sowie Joghurtprodukte mit therapeutisch wirksamen Mengen an Pflanzensterinen. Ich empfehle meinen erwachsenen Patienten mit erhöhten LDL-Werten Becel pro aktiv als Aufstrichfett einzusetzen. Achten Sie – vor allem, wenn Sie mehrere Produkte verwenden – auf die Packungsangaben. Häufig erreichen Sie schon mit einem Joghurtdrink die täglich notwendige Menge an Phytosterinen. Erkennbar sind diese Cholesterinkiller an der Kennzeichnung »mit Pflanzensterin-/Pflanzenstanolzusatz« in unmittelbarer Nähe des Produktnamens. Die Menge an Phytosterinen muss in der Zutatenliste gekennzeichnet sein.

13 Macadamianüsse

Die Königin der Nüsse ist ein besonders leckerer Cholesterinkiller, was nicht zuletzt daran liegt, dass sie mit über 70 Prozent Fettgehalt die fetthaltigste Nuss von allen ist. Allerdings liegt der Anteil der einfach ungesättigten Fettsäuren bei etwa 80 Prozent, und die besonders ungünstigen gesättigten Fettsäuren sind nur zu einem Anteil von 15 Prozent enthalten. Durch diese günstige Fettzusammensetzung ist der positive Einfluss von Macadamianüssen auf den Gesamtcholesterinspiegel, den Anteil des LDL-Cholesterins und auf koronare Herzkrankheiten zu erklären. Zahlreiche Studien, in denen Nüsse etwa 20 Prozent der Energie lieferten, untermauern diese Cholesterinkiller-Effekte. Und keine Angst, eine Handvoll Macadamianüsse täglich führt nicht zu Übergewicht. Im Gegenteil eine Vielzahl von Studien zeigt, dass Nüsse bei der Gewichtsreduktion helfen können. Das liegt einerseits an der gesunden Zusammensetzung und außerdem werden die Fette nicht vollständig ausgewertet.

14 Walnüsse

»Der Walnussbaum trägt die Weisheit der Götter, und seine Nüsse geben diese an die Menschen weiter.« Das zumindest glaubten die alten Griechen. Erst vor wenigen Jahren wurden die »welschen Nüsse« botanisch als Nussfrucht eingeordnet, davor galten sie als Steinfrüchte. Walnüsse zeichnen sich durch einen hohen Gehalt an mehrfach ungesättigten Fettsäuren aus, zu denen unter anderem auch die Alpha-Linolensäure gehört. Diese wird den besonders wertvollen essenziellen Omega-3-Fettsäuren zugerechnet. Der hohe Gehalt an Omega-3-Fettsäuren sorgt für die herzgesunde Wirkung von Walnüssen. Bei den bislang durchgeführten Studien zeigte sich, dass ein regelmäßiger Verzehr von Walnüssen zu einer Senkung des Cholesterinspiegels führt und sich die Elastizität der Arterien deutlich verbessert. Walnüsse enthalten auch die wichtige Aminosäure (Eiweißbaustein) Arginin. Dieser Eiweißbaustein senkt den Blutdruck und beugt Herz-Gefäß-Erkrankungen vor und wird

KILLER-TIPP

Walnüsse bereichern das Morgenmüsli, ergänzen Rohkost und Salat zu einer knackigen Mahlzeit und machen aus Obstsalaten, Joghurt und Quarkspeisen Cholesterinkiller-Desserts. Studien beweisen, dass der tägliche Konsum von Nüssen oder Samen das Körpergewicht trotz des hohen Energiegehalts nicht erhöht. Im Gegenteil: Wer täglich eine Handvoll Nüsse isst, nimmt sogar leichter ab. Der Effekt ist wahrscheinlich auf Veränderungen im Fett- und Energiestoffwechsel zurückzuführen. Zudem werden aus Nüssen, Samen und Kernen die Fette nicht vollständig aufgenommen. Das konnten Studien auch für Walnüsse und Mandeln zeigen.

auch als »natürliches Viagra« bezeichnet. Eine Handvoll Nüsse (insbesondere Walnüsse) sollten Sie täglich verzehren.

15 Erdnüsse

Wussten Sie, dass Erdnüsse eigentlich gar keine Nüsse, sondern vielmehr wie Linsen, Erbsen oder Sojabohnen Hülsenfrüchte sind? Englisch heißen Erdnüsse Peanuts. Und »Pea« heißt zu Deutsch einfach nur Erbse. Eigentlich müssten Erdnüsse Erbsennuss heißen. Und auch wenn Erdnüsse keine Nüsse sind, sie sind eine echter Cholesterinkiller. Nach vorliegenden Studien reduziert der tägliche Konsum von Erdnüssen das Risiko für Herz-Kreislauf-Erkrankungen und senkt sowohl das Gesamtcholesterin als auch den LDL-Anteil des Cholesterins. Noch ist nicht eindeutig geklärt, welcher der vielen Inhaltsstoffe für den Cholesterinkiller-Effekt sorgt. Wissenschaftler gehen aber davon aus, dass die positiven Wirkungen auf die Herz-Gefäß-Gesundheit insbesondere auf den hohen Gehalt an ungesättigten Fettsäuren bei dem gleichzeitig geringen Anteil an gesättigten Fettsäuren zurückzuführen ist. Neben einer deutlichen LDL-Absenkung reduziert der tägliche Genuss von Erdnüssen auch die Triglyzeride. Die meisten Studien weisen bei täglichem Nusskonsum eine Steigerung des HDL aus.

16 Pistazien

Pistazien sind im botanischen Sinne wie Erdnüsse auch keine Nüsse, werden aber wegen der Ähnlichkeiten bei Anwendung und Zusammensetzung häufig mit den »echten« Nüssen in einem Atemzug genannt. Pistazien sind reich an ungesättigten Fettsäuren und fettlöslichen Vitaminen, und es gibt eine Reihe von Studien, die nachweisen, dass der tägliche Verzehr von Pistazien den Cholesterinspiegel senken kann. Auch beim Abnehmen helfen Pistazien. Optimal sind allerdings ungesalzene Pistazien. Im Vergleich zu Nüssen und Mandeln enthalten Pistazien einen deutlich höheren Anteil an Antioxidantien, der Ballaststoffgehalt ist ebenfalls nicht zu vernachlässigen. Pflanzenfasern sind in der Lage, den Cholesterinspiegel, insbesondere das LDL, wirkungsvoll zu senken. Außerdem finden sich in Pistazien ansehnliche Mengen an Phytosterolen. Diese sekundären Pflanzenstoffe senken die Aufnahme von Cholesterin aus der Nahrung deutlich. Schon 30 g Pistazien (etwa eine kleine Handvoll) täglich reichen hierfür aus. Anfangs sollten Sie die Menge abwiegen und nicht nach Augenmaß abmessen. Denn bei aller Cholesterinkiller-Qualität: Pistazien sind kleine »Kraftpakete«. 30 g enthalten immerhin etwa 170 kcal und 15 g Fett.

17 Mandeln

In den letzten Jahren konnte durch verschiedene groß angelegte Studien deutlich nachgewiesen werden, dass Mandeln, die im Rahmen einer Reduktionskost verzehrt werden, die Gewichtsreduktion erleichtern. Damit scheint die Gesetzmäßigkeit »Eine Kalorie ist eine Kalorie« bei Nüssen und Mandeln nicht zuzutreffen. Mandeln enthalten wenige gesättigte Fettsäuren und sind reich an ein- und mehrfach ungesättigten Fettsäuren, Ballaststoffen, Vitamin E und sekundären Pflanzenstoffen. Insgesamt enthalten Mandeln einen echten Cholesterinkiller-Cocktail. Untersuchungen beweisen, dass das Mandelfett nur teilweise ausgewertet werden kann und daher nicht so zu »B(a)uche schlägt«, wie das Fett aus anderen Lebensmitteln. Das ist nicht der einzige Grund, warum Mandeln bei der Gewichtsoptimierung helfen. Sie sind auch reich an wertvollen Nahrungsfasern und die enthaltenen Fett-

⌐ KILLER-TIPP

Aus 120 g Weizenmehl Type 405 und 125 g Weizenvollkornmehl, 180 g Bienenhonig, 25 g Diätmargarine, 2 Eiern, 1–2 TL Zimt, je 1 Prise Salz und Backpulver einen Mürbeteig herstellen, 150 g ganze Mandeln unterkneten und vier bis fünf Rollen formen. Den Teig 1 Stunde kalt stellen und die Rollen im vorgeheizten Ofen bei 200 ºC 12 bis 15 Minuten backen. Etwas abkühlen lassen, schräg in Scheiben schneiden und die Plätzchen noch einmal 8 bis 10 Minuten backen.

säuren sind so gesund, dass sie den Stoffwechsel unterstützen und Übergewicht vorbeugen oder beim Abbau davon helfen können.

Sie zeichnen sich durch eine so hervorragende Zusammensetzung aus, dass sie von Menschen, die unter erhöhtem Cholesterinspiegel oder Herzinfarktrisiko leiden, täglich verzehrt werden sollten. Bisher war es nicht möglich, festzustellen, welcher der Inhaltsstoffe oder welche Kombination daraus für den LDL-senkenden Effekt verantwortlich ist. Weltweit suchen Forscher nach den Substanzen, die Mandeln zu Cholesterinkillern machen. Sicher ist jedoch, dass Mandeln das Risiko für Herz-Kreislauf-Erkrankungen deutlich reduzieren. Dafür ist schon eine tägliche Verzehrsmenge von 30 bis 40 g ausreichend (am besten frisch oder ohne Öl geröstet und nicht gesalzen sein).

18 Ungesättigte Fettsäuren

Praktisch alle Fette gehören zu den Triglyzeriden, das sind Verbindungen von drei Fettsäuren mit Glyzerin. Fett ist zwar kalorienreich, aber nicht alle Fette wirken auf die gleiche Weise. Einige Fettsäuren wirken als Cholesterinkiller, andere erhöhen den Cholesterinspiegel. Einfach ungesättigte Fettsäuren (EUFS) gehören zur Gruppe der Cholesterinkiller, daher sollten Sie nicht nur auf die verwendete Fettmenge achten, sondern vor allem auf die Qualität der Fette.

Einfach ungesättigte Fettsäuren

Ideal für eine Cholesterinkiller-Wirkung sind Lebensmittel, die kaum gesättigte, dafür aber viele ein- und mehrfach ungesättigte Fettsäuren enthalten. Ölsäure zählt zu den einfach ungesättigten Fettsäuren und ist vorwiegend in Oliven-, Raps-, Sonnenblumen-, Haselnuss- und Sesamöl enthalten.

Eine Ernährung, in der gesättigte Fettsäuren weitgehend durch einfach ungesättigte ausgetauscht werden, kann dazu beitragen, dass die Cholesterinwerte bis zu 15 Prozent absinken. Der positive Effekt der mediterranen Küche, der in verschiedenen Studien beschrieben wird, liegt unter anderem an der Verwendung günstiger Öle und Meeresfische. Lebensmittel mit ungünstigen Fettprofilen wie z. B. (fettes) Fleisch werden in der traditionellen südländischen Küche seltener als hierzulande verwendet.

Mehrfach ungesättigte Fettsäuren

Mehrfach ungesättigte Fettsäuren (MUFS) sind für den menschlichen Organismus lebenswichtig, da er einige dieser Fettsäuren nicht selbst herstellen kann, sondern auf eine tägliche Zufuhr angewiesen ist. Wichtige Vertreter dieser Fettsäuren sind Linol- und Linolensäure. Diese Fettsäuren sind lebenswichtig (essentiell) für den Menschen. Die Doppelbindungen der mehrfach ungesättigten Fettsäuren sind sehr empfindlich für Oxidation. Erfreulicherweise enthalten herzgesunde Samen und Nüsse sowie deren Öle reichlich Vitamin E, das vor Oxidation schützt. Fette mit einem hohen Anteil mehrfach ungesättigter Fettsäuren sind hitzeempfindlich und daher nicht zum Braten und Frittieren geeignet und sollten durch Alternativen ausgetauscht werden, wie die folgende Tabelle zeigt:

Alternativen zu schlechten Fetten

Als Cholesterinkiller ungeeignet	Bessere Wahl
Salatöl:	
Palmöl, Kokosöl	Leinöl, , Distelöl, Rapsöl, Sonnenblumenöl, Keimöl, Nussöle (alle kaltgepresst)
Zum Braten:	
Kokosfett, Butterschmalz, Schweineschmalz	Rapsöl (raffiniertes), Sonnenblumenöl (raffiniertes)
Als Brotaufstrich:	
Butter	Diätmargarine, Reformmargarine

Butter und Margarine sind grundsätzlich nicht zum Braten geeignet. Bitte verwenden Sie dafür immer ein Pflanzenöl.

19 Rapsöl

Bei gesunden Ölen denkt jeder an Olivenöl. Dabei ist Olivenöl – insbesondere, das, was wir hier im Supermarkt kaufen können – nicht so gesund wie Rapsöl. Rapsöl ist demgegenüber einer der wichtigsten Cholesterinkiller, den Sie in der Küche überhaupt verwenden können. Es ist reich an ungesättigten Fettsäuren und weist ein optimales Verhältnis aus ein- und mehrfach ungesättigten Fettsäuren auf. Rapsöl enthält von allen Speiseölen mit über 90 Prozent den höchsten Anteil an ungesättigten Fettsäuren. Dabei fällt vor allem der hohe Gehalt an Ölsäure auf. Ölsäure ist in der Lage, den LDL-Cholesterinspiegel zu senken, ohne dabei das HDL-Cholesterin zu verringern. Die mehrfach ungesättigten Fettsäuren Linolsäure und Alpha-Linolensäure erfüllen im Körper wichtige Funktionen. Es handelt sich um sogenannte essenzielle Fettsäuren, das heißt, sie können nicht vom Körper

Killer-Tipp

Raffiniertes Rapsöl kann bis zu 180 °C erhitzt werden und unterstreicht den Eigengeschmack der Speisen, da es selbst weitgehend geschmacksneutral ist. Kaltgepresstes Rapsöl überzeugt durch seinen feinen, nussigen Geschmack und ist für Salatsaucen, Dips und Dressings besonders geeignet. Es sollte nicht erhitzt werden.

selbst gebildet werden, sondern müssen mit der Nahrung zugeführt werden.

Alpha-Linolensäure macht nun schon seit einigen Jahren aufgrund der Tatsache Schlagzeilen, dass sie nicht nur das LDL senkt, sondern außerdem die Triglyzeride reduziert und gleichzeitig das HDL erhöht. Neben dem wertvollen Fettsäuremuster zeichnet sich Rapsöl auch durch bedeutsame Mengen an fettlöslichem Vitamin E und A aus, die mehrfach ungesättigte Fettsäuren vor Oxidation schützen. Nachdem störende Inhaltsstoffe in den 1970er Jahren aus dem Raps herausgezüchtet wurden, steht uns heute ein Öl mit einem idealen Fettsäuremuster zur Verfügung. Wussten Sie, dass Rapsöl die Hauptzutat für Margarine ist? Daher ist Margarine – genauer Diätmargarine – auch so gesund. Sie enthält kaum gesättigte Fettsäuren, ist reich an ungesättigten Fettsäuren, enthält praktisch keine gefährlichen Transfettsäuren und ist natürlich auch frei von Cholesterin.

20 Leinöl

Natives – also naturbelassenes, kaltgepresstes – Leinöl ist ebenfalls ein besonders hochwertiges Öl, da es große Mengen an Linol- und Linolensäure enthält. Mit über 50 Prozent Linolensäure ist es Spitzenreiter unter den pflanzlichen Ölen. Damit ist Leinöl den »klassischen« Lieferanten der herzgesunden Omega-3-Fettsäuren Lachs, Hering und Makrele ebenbürtig. Daneben wirkt Leinöl entzündungshemmend, es

> ### 🔫 Killer-Tipp
>
> Ganz klassisch sind traditionelle Rezepte wie Pellkartoffeln mit Quark und Leinöl, aber auch in Salatsaucen für herzhafte Salate ist Leinöl eine Bereicherung für die Cholesterinkiller-Küche. Besonders gut passt das Öl der Leinsamen zu herzhaften Salaten mit Linsen, Roter Bete, Pilzen, grünen Bohnen und kräftigen Blattsalaten wie Rauke (Rukola), Eichblatt und Löwenzahn.

beugt Thrombosen vor und beeinflusst den Insulinspiegel positiv. Leider ist Leinöl außerordentlich empfindlich und wird schon nach wenigen Wochen – auch bei sachgemäßer Lagerung – bitter. Kaufen Sie daher nur kleine Mengen ein und lagern Sie das Leinöl kühl und dunkel, am besten in einer dunklen Flasche oder Dose. Zur regelmäßigen Einnahme eignen sich auch Nahrungsergänzungsmittel, die Leinöl enthalten.

Hochgereinigte Öle, die mit einem Spezialverfahren behandelt wurden, schmecken besonders gut. Der arteigene Geschmack, der nicht jedem zusagt, wird dabei etwas abgemildert.

21 Sonnenblumenöl

Die Sonnenblume gelangte erst im 16. Jahrhundert durch spanische Seefahrer in die »alte Welt«, wo sie zunächst nur als Zierpflanze angebaut wurde. Die Inhaltsstoffe, die Sonnenblumenöl zu einem hochwirksamen Cholesterinkiller machen, sind ansehnliche Mengen an Linolsäure sowie die fettlöslichen Vitamine A und E. Vitamin E (Tocopherol) schützt die empfindlichen Fettsäuren gegen Oxidation und wirkt so als »Schutzschild« für diese wertvollen Inhaltsstoffe.

Sonnenblumenöl enthält eine ausreichende Menge Vitamin E und ist daher bei kühler und dunkler Lagerung bis zu zwölf Monate haltbar. Vitamin E unterstützt im Körper das Immunsystem und verbessert die Reparaturmechanismen der Zellen, die Sauerstoffversorgung des Gewebes und die Fließeigenschaft des Blutes. In Sonnenblumenkernen und in kaltgepresstem Öl finden sich außerdem große Mengen an Phytosterinen.

Hier eine kleine »Margarine-Warenkunde«:

Margarine: Streichfett mit i.d.R. 80 Prozent Fett aus hochwertigen Pflanzenölen. In Deutschland wird Margarine meist vorrangig aus Rapsöl gewonnen. Transfettsäuren entstehen bei der Herstellung von Margarine – insbesondere bei Diätmargarine – nicht mehr. Aktuelle Studien beweisen, dass in Margarine praktisch keine gefährlichen Transfettsäuren stecken, während Butter reich daran ist.

Pflanzenmargarine: Das Fett muss zu 97 Prozent aus pflanzlichen Fetten bestehen, der Anteil an Linolsäure darf nicht unter 15 Prozent liegen. Margarine aus einer Pflanzenart (z. B. Sonnenblumen oder Raps) muss zu 97 Prozent aus dem jeweiligen Ölen bestehen.

Pflanzenmargarine, linolsäurereich: Der Anteil an Linolsäure muss mindestens 30 Prozent betragen, »sehr linolsäurereich« ist eine Margarine mit über 50 Prozent Linolsäureanteil. Diese Margarine ist reich an Cholesterinkillern.

Diätmargarine darf nur aus pflanzlichen Fetten und Ölen bestehen. Der Gehalt an mehrfach ungesättigten Fettsäuren liegt bei über 40 Prozent. Bei Sorten, die auf eine blutfettsenkende Wirkung hinweisen, müssen mindestens 50 Prozent dieser Fettsäuren enthalten sein. Diätmargarine hat genauso viele Kalorien wie Butter oder Margarine. Im Gegensatz zu Butter ist Diätmargarine praktisch frei von Transfettsäuren.

Killer-Tipp

Fette und Öle sollten grundsätzlich nicht so hoch erhitzt werden, dass sie zu rauchen beginnen, denn dabei entstehen gesundheitsschädigende Substanzen. Der Rauchpunkt hängt hauptsächlich vom Anteil der ungesättigten Fettsäuren ab. Kaltgepresste Pflanzenöle sind mit einem Rauchpunkt von etwa 110 bis 170 °C nicht zum Braten und Frittieren geeignet, verwenden Sie dafür raffiniertes Öl (z. B. Sonnenblumenöl) mit einem Rauchpunkt über 200 °C.

Halbfettmargarine enthält nur die halbe Fettmenge der jeweils entsprechenden vollfetten Margarine. Halbfettmargarine eignet sich nicht zum Kochen, Braten und Backen.

Diäthalbfettmargarine mit Phytosterinen ist eine klassische Halbfettmargarine, die nur als Streichfett geeignet ist. Sie enthält zusätzlich Phytosterine und ist daher ideal für Menschen mit erhöhten Blutfettwerten. Um den Effekt optimal ausnutzen zu können, ist es notwendig, täglich 20 bis 30 g dieser Spezialprodukte zu verwenden. Phytosterinhaltige Produkte sollten nur verwendet werden, wenn der Cholesterinspiegel tatsächlich zu hoch ist. Die Produkte sind ähnlich effektiv wirksam wie Lipidsenker – aber die Nebenwirkungen bleiben bei Beachtung der Packungshinweise praktisch aus.

22 Kürbiskernöl

Wohlschmeckend und herzgesund ist Kürbiskernöl. Die Samen der im Herbst typisch gelbgrünen Ölkürbisse sind das Ausgangsprodukt für eine einzigartige und unverkennbare Ölspezialität, die vorwiegend aus Österreich, genauer aus der Steiermark, kommt. Etwa 2½ bis 3 Kilogramm der schalenlosen Kürbiskerne werden für einen Liter Kürbiskernöl benötigt. Die Kürbiskerne werden gemahlen, schonend geröstet und gepresst.

⌐Killer-Tipp

Natürlich enthalten Kürbiskerne ebenso alle genannten Cholesterinkiller-Eigenschaften, wie das aus ihnen hergestellte Öl. Ihr Einsatz in der Küche ist vielfältig: Grob gehackt machen Sie Rohkost, Salate, Kompott und Müsli zu herzgesunden Mahlzeiten. Auch in Süßspeisen, Kuchen und Gebäck sind sie eine knackig-köstliche Alternative zu Nüssen und Mandeln.

Als Cholesterinkiller zeichnet sich das nussig-aromatische Kürbiskernöl durch den hohen Anteil an Phytosterolen aus, und die Universität Graz dokumentierte erst vor kurzem das antioxidative Potenzial von steirischem Kürbiskernöl. Auch Kürbiskernöl sollten Sie nur in kleinen Mengen einkaufen, kühl und dunkel lagern und innerhalb eines halben Jahres aufbrauchen. Kürbiskernöl mit der Bezeichnung g. g. A. (geschützte geografische Angabe) kommt laut Gesetzgeber garantiert aus der Steiermark. Dieses Öl ist nicht nur ausgesprochen gesund, es schmeckt auch aromatisch lecker und duftet hervorragend.

23 Sesamöl

Sesam gehört vermutlich zu den ältesten Ölpflanzen der Welt. Aus den kleinen Samen wird ein helles, geschmacksneutrales Öl gewonnen, aus gerösteten Sesamkernen gewinnt man ein dunkles Öl mit feinnussigem Geschmack. Sesamöl ist reich an Vitamin E, enthält mehr als 80 Prozent ein- und mehrfach ungesättigte Fettsäuren, von denen fast die Hälfte aus Linolsäure besteht. Weiterhin liefert Sesamöl eine ansehnliche Menge der LDL-cholesterinsenkenden Phytosterole. Wenn Sie auf industrielle Produkte wie phytosterinangereicherte Margarine verzichten möchten, können Sie jeden Tag Sesamöl und Sesamsamen verwenden und verzehren. Wie alle anderen hochwertigen Öle sollte auch Sesamöl kühl und dunkel gelagert werden. Vergessen Sie nicht: Auch in Sesamsamen sind die wertvollen Öle enthalten. Die kleinen, aromatischen Samen sind als leckere Zutat für Gebäck, Brötchen und Müsli eine Bereicherung.

Nutzen Sie den Gesundheitswert von Sesam doppelt: Ein knackiges Wokgericht aus frischen Gemüsestreifen, Tofu in etwas Sesamöl anbraten und kurz vor dem Servieren mit Sesamkörnern bestreuen.

Killer-Tipp

Für eine effektive und abwechslungsreiche Cholesterinkiller-Ernährung ist es von Vorteil, kleine Flaschen verschiedener Ölsorten im Vorrat zu haben: kaltgepresstes Lein-, Raps-, Distel-, Sesam- und Kürbiskernöl für schmackhafte Rohkost und Salate sowie raffiniertes Raps- und Sonnenblumenöl für die heiße Küche. Verwenden Sie täglich zwei verschiedene Sorten in kleinen Mengen.

24 Omega-3-Fettsäuren

Schon Mitte des vorigen Jahrhunderts stellten Wissenschaftler fest, dass Eskimos selten unter Herz-Kreislauf-Erkrankungen leiden. Bereits damals wurde vermutet, dass der Grund in der fischreichen Ernährungsweise dieser Bevölkerungsgruppe zu suchen sei. Heute ist bekannt, dass Fischfett einen großen Anteil der Omega-3-Fettsäuren aufweist, die zur Gruppe der mehrfach ungesättigten Fettsäuren gehört. Diese Fettsäuren sind essenziell und müssen daher mit der Nahrung aufgenommen werden, da sie unser Körper nicht selbst herstellen kann. In Fischfett vorkommende Eicosapentaensäure (EPA) und Docosahexaensäure (DHA) sowie Linolensäure aus Pflanzenölen gehören zu diesen Cholesterinkiller-Fettsäuren.

An Fisch und Meeresfrüchte denken heute viele Menschen, wenn es um Omega-3-Fettsäuren geht. Alpha-Linolensäure aus pflanzlichen Quellen gehört jedoch ebenfalls in die Gruppe der Omega-3-Fettsäuren. Leinöl enthält mit etwa 50 Prozent den höchsten Anteil, aber auch Walnuss-, Raps- und Sojaöl sind gute Quellen für diese wertvollen Fettsäuren.

Zur Beeinflussung des Triglyzeridspiegels stehen bisher nur wenige Medikamente zur Verfügung. Umso wichtiger ist es deshalb, dieses Risiko auf natürlichem Weg zu senken. Inzwischen gibt es auch hochwertige Salatöle, die Fischöl enthalten und das ohne negativen

Einfluss auf den Geschmack: Das San Omega-3® Total Fischöl besteht aus natürlichem Fischöl aus Wildfang (keine Konzentrate) sowie biologisch kaltgepresstem Olivenöl. Es stammt aus nachhaltiger Fischerei und ist schadstofffrei sowie auf PCB'S kontrolliert. Pro Tagesdosierung enthält es 2000 mg Omega-3. Das Öl schmeckt durch seine qualitativ hochwertigen Rohwaren sehr angenehm. Die zur Optimierung der Blutfette notwendige Menge ist nur ein Esslöffel, beispielsweise für das Salatdressing.

25 Chiasamen

Vor wenigen Jahren kannten nur »Biokost-Freaks« Chiasamen. Heute sind sie in aller Munde und auch aus den Supermarktregalen nicht mehr wegzudenken. Chia ist in der EU als neuartiges Lebensmittel zugelassen. Es sollten aber nicht mehr als 15 g am Tag aufgenommen werden. Chiasamen enthalten größere Mengen an Omega-3-Fettsäuren und damit sind Chiasamen eine Alternative für Menschen, die keinen Wildlachs, Makrele oder andere Meerestiere oder Algen, die ebenfalls Omega-3-Fettsäuren enthalten, essen möchten. Daneben enthalten Chiasamen auch wertvolle Proteine, reichlich gesunde Ballaststoffe, wichtige Vitamine und Mineralstoffe. Zudem enthalten die Samen auch die antioxidativ wirksamen sekundären Pflanzenstoffe Myricetin, Quercetin, Kaempferol und Kaffeesäure. Um sich als Verbraucher vor Schadstoffen zu schützen ist es wichtig, Chiasamen aus kontrolliert ökologischem Anbau zu verzehren. Schon ein Esslöffel am Tag kann die Triglyzeride und reaktiv das LDL-Cholesterin deutlich senken.

26 Lachs/Wildlachs

Der Lachs ist ein typischer Vertreter der fetten See-fische. Im Gegensatz zu fettreichem Fleisch gehört fetter Fisch jedoch zu den besonders gesunden tie-rischen Lebensmitteln. Lachs ist aufgrund seines ex-trem hohen Omega-3-Fettsäure-Gehalts ein echter Cholesterinkiller. Wichtig ist aber, dass der Omega-3-Fettsäure-Gehalt abhängig von der Aufzucht und der Fütterung ist. Nur Wildlachs enthält immer reichlich Omega-3-Fettsäuren. Er wird in vielen Studien über die vorteilhaften Omega-3-Fettsäuren als wichtigste Quelle für diese Fettsäure genannt. Daneben sind reichlich Omega-3-Fettsäuren in Makrele, Tunfisch, Hering und Matjes enthalten.

Durch regelmäßigen Verzehr von Lachs kann die Fließeigenschaft des Blutes verbessert werden, Arte-rien bleiben elastisch, Triglyzeride und das LDL-Cho-lesterin werden gesenkt, während der HDL-Wert steigt. Ernährungsexperten fordern daher schon lange, mindestens zweimal pro Woche eine Fisch-mahlzeit zu verzehren. Ergebnisse einer umfangrei-chen Herzinfarkt-Präventionsstudie mit mehreren Tausend Teilnehmern weisen darauf hin, dass Perso-nen, die bereits einen Herzinfarkt erlitten haben, mit Hilfe einer fischreichen Ernährung und des Verzehrs von Fischölen ihre Überlebenschancen deutlich ver-

⚷ Killer-Tipp

Verwenden Sie Fisch aus nachhaltiger Fischerei! Um die Meere vor Überfischung zu schützen, wurde vor einigen Jahren das blaue MSC-Gütesiegel für nachhaltige Fischerei ins Leben gerufen. Die gekennzeichneten Produkte stammen aus umweltverträglich arbeitenden Betrieben.

bessern und das Risiko eines zweiten Infarkts mindern können. Wenn Sie keinen Fisch vertragen oder mögen, können Sie Ihre Omega-3-Fettsäuren auch über Leinöl, Walnussöl oder besonders hochwertig über San Omega-3 Total® Öl aufnehmen.

27 Makrelen

Der 30 bis 50 cm große Schwarmfisch, der vorwiegend in den Küstengewässern Nordamerikas und Europas gefischt wird, ist im Vergleich zu Lachs ein preiswerter Cholesterinkiller, der – genau wie Hering, Sardine und Thunfisch – den Vergleich jedoch nicht scheuen muss. Durch den hohen Gehalt an Omega-3-Fettsäuren in Makrele, Hering und Co. sinken die Triglyzeride, Gesamtcholesterin- und LDL-Werte verringern sich und der gute HDL-Cholesterinspiegel steigt an. Die Menge an Omega-3-Fettsäuren im Fisch ist unter anderem vom Fanggebiet und von der Ernährung bzw. Fütterung der Tiere abhängig, deshalb findet man in Tabellen unterschiedliche Angaben über den Gehalt an dieser Fettsäure. Makrele, Hering, Thunfisch, Sardine und Lachs sind jedoch diejenigen Fischsorten, die alle Tabellen anführen, sie weisen Werte von über 1,5 g Omega-3-Fettsäuren pro 100 g Fisch auf. Magerer Seefisch enthält nur etwa 0,3 g.

Natürlich darf Fisch gebraten, gedünstet oder überbacken als Hauptmahlzeit auf den Tisch kommen. Schon eine Menge von 50 bis 100 g Fisch pro Tag reicht für den Cholesterinkiller-Effekt aus. Dabei bieten sich geräucherte (Pfeffer-)Makrele, Sardinen, Matjesfilets, Bismarckhering, Rollmops und Hering in Gelee oder in Tomatensauce als herzgesunder Ersatz zu Aufschnitt und Käse für ein deftiges Abendessen an. Mit Streifen von geräuchertem oder gebeiztem »Graved« Lachs oder abgetropftem Thunfisch aus der Dose bereichern Sie beispielsweise Suppen oder machen aus einem bunten Salatteller eine komplette Cholesterinkiller-Mahlzeit.

In der ehemaligen DDR wurde zur Behandlung erhöhter Triglyzeridwerte eine Makrelendiät entwickelt. Die Ergebnisse des regelmäßigen Konsums von Makrelen übersteigen die vieler Medikamente, die heute zur Senkung der Triglyzeride eingesetzt werden. Nehmen Sie jeden Tag (!!!) ausreichend Omega-3-Fettsäuren auf, und zwar am besten aus Fischen, wie Makrele oder Wildlachs sowie Leinöl oder Walnussöl.

28 L-Carnitin

L-Carnitin wird einerseits vom menschlichen Körper selbst produziert, andererseits wird der Bedarf durch den Verzehr von Fleisch(produkten) gedeckt. Besonders viel Carnitin ist in Lammfleisch enthalten. L-Carnitin sorgt dafür, dass Fettsäuren zur Verbrennung in die Zellkraftwerke (Mitochondrien) gelangen. Der L-Carnitin-Bedarf eines Erwachsenen liegt bei etwa 15 bis 20 mg täglich. Wird L-Carnitin jedoch zu Therapiezwecken eingesetzt, werden Dosierungen im Grammbereich verwendet. Bei vegetarischer Ernährung oder im Rahmen einer Reduktionsdiät, bei der vermindert Fleisch aufgenommen wird, kann es nötig sein, L-Carnitin als Nahrungsergänzungsmittel einzunehmen. Es senkt den Gesamtcholesterin- und den LDL-Spiegel bei gleichzeitigem Anstieg des HDL-Werts. Herzerkrankungen wie Herzrhythmusstörungen und allgemeine Herzschwäche werden durch L-Carnitin positiv beeinflusst und die Herzmuskelzellen energetisch optimal versorgt. In einigen Ländern wird es bereits unterstützend in der Herztherapie eingesetzt und hat sich auch in der erlaubten Leistungssteigerung beim Sport bewährt. In den USA wird es erfolgreich in der Vorbeugung und Therapie von Herz-Kreislauf-Erkrankungen eingesetzt. Sprechen Sie mit Ihrem Arzt, bevor Sie Nahrungsergänzungsmittel mit L-Carnitin einnehmen. Studien zeigen, dass L-Carnitin auch beim Abnehmen helfen kann und viele Menschen mit Herz-Kreislauf-Erkrankungen davon profitieren. Das trifft auch für Q_{10} zu.

29 Ballaststoffe

Allein das Wort »Ballaststoffe« sorgt bei vielen schon für Abwehr. Wer will sich denn freiwillig belasten. Dabei ist das Gegenteil der Fall: Ballaststoffe entlasten die Verdauung und den Stoffwechsel. Zudem helfen sie dem Körper bei der Ausscheidung von Giftstoffen, die oft fälschlich als Schlacke oder Schlacken bezeichnet werden. Jahrhundertelang wurde die Ernährung in weiten Teilen der Bevölkerung durch Obst, Gemüse, Getreide und Hülsenfrüchte definiert. Fleisch und Wurstwaren wurden nur ab und zu verzehrt. Nicht selten wurde dadurch eine Aufnahme von bis zu 100 g Ballaststoffen pro Tag erreicht, ohne dass sich jemand Gedanken über deren positive Wirkungen gemacht hätte.

Heute fordern Ernährungsexperten einen Ballaststoffanteil von mindestens 30 g pro Tag, jedoch wird selbst dieser Wert von vielen Menschen nicht erreicht. Unter dem Sammelbegriff Ballaststoffe werden Bestandteile pflanzlicher Nahrungsmittel zusammengefasst, die vom Verdauungssystem nicht verwertbar sind und den Körper daher unverdaut wieder verlassen. Man unterscheidet wasserunlösliche und wasserlösliche Ballaststoffe. Unlösliche Ballaststoffe (Füllstoffe) binden Flüssigkeit und vergrößern dadurch das Volumen des Darminhalts. Die natürliche Darmbewegung wird beschleunigt und die Verweildauer des Speisebreis im Darm verringert. Wasserlösliche Ballaststoffe (Quellstoffe) binden Gallensäuren, die zum größten Teil aus Cholesterin bestehen, sowie andere Stoffwechselprodukte, und sorgen für deren Ausscheidung.

Eine besondere Stellung kommt dabei dem Ballaststoff Pektin zu. Pektin ist ein natürlicher Bestandteil der Zellwände und wird in der Küche vor allem als Geliermittel bei der Konfitürenherstellung verwendet. Die Industrie verwendet Pektin unter anderem auch als Bindemittel in Gelierzucker, Feinkostsaucen, Mayonnaise, Desserts, Eiscreme, Fruchtzubereitungen und in Süßigkeiten wie z. B. Geleefrüchten. Pektin wird vorwiegend aus Apfel oder Orangenschalen oder Zuckerrübenschnitzeln isoliert und ist als Zusatzstoff unter der Bezeichnung E 440 ohne Höchstmengenbeschränkung zugelassen. Natürlicherweise weisen Quitten, Zitrusfrüchte, Äpfel, Beerenfrüchte und Möhren einen hohen Pektingehalt auf. Schon mit einem täglichen Verzehr von 6 bis 10 g Pektin kann der Cholesterinspiegel wirkungsvoll gesenkt werden.

Um neue Gallensäure zu produzieren, benötigt der Körper Cholesterin, das sich im Blut befindet. Wird dieses Cholesterin dem Blut entzogen, sinken der Serumcholesterin- und der LDL-Spiegel. Wasserlösliche Ballaststoffe können den Gesamtcholesterinspiegel und den LDL-Wert um zehn bis 15 Prozent senken, der HDL-Anteil wird erhöht.

30 Hafer

Hafer nimmt aufgrund seines außergewöhnlichen Nährstoffprofils eine Sonderstellung im Vergleich zu anderen Getreidesorten ein. Hafer ist das wohl gesündeste einheimische Getreide. Leider ist Hafer etwas »aus der Mode gekommen« und wird häufig nur noch als Haferflocken verzehrt. Der Gehalt an Pflanzenfett im Haferkorn übertrifft den aller anderen Getreidearten mit durchschnittlich sieben bis acht Prozent bei Weitem. Die Zusammensetzung ist mit etwa 40 Prozent Linolsäure und 35 Prozent Ölsäure für einen erhöhten Cholesterinspiegel besonders vorteilhaft. Beide Fettsäuren weisen vorbeugende Wirkungen gegenüber Erkrankungen des Herz-Kreislauf-Systems auf, indem sie den LDL-Cholesterinspiegel des Blutes und den Blutdruck bei regelmäßigem Verzehr deutlich senken. Mit Hilfe der ungesättigten Fettsäuren des Haferkorns kann ein Großteil des täglichen Bedarfs an Linol- und Ölsäure gedeckt werden.

Der Ballaststoffgehalt des Hafers sorgt nicht nur für ein gutes Sättigungsgefühl, der Cholesteringehalt wird zusätzlich gesenkt, da die Resorption aus dem Darm eingeschränkt und die Gallensäurebildung angeregt wird. Es lohnt sich also, täglich Hafer in all seinen Erscheinungsformen zu genießen, z. B. als Brot, Brötchen und Knäckebrot. Haferkeime und Haferflocken sind herzgesunde Sattmacher, die im Müsli oder über Obstsalate gestreut als Cholesterinkiller wirken. Auch beim Backen müssen Sie auf Hafer nicht verzichten.

Bis zu 25 Prozent der Weizenmehlmenge können Sie durch zarte Haferflocken ersetzen, ohne dass sich Zubereitungsart und Backzeit verändern.

31 Flohsamen

Plantago ovata ist eine Spitzwegerichart, die in Indien und Pakistan beheimatet ist. Ihre Samenschalen werden auch als indische Flohsamen oder Psyllium bezeichnet. Flohsamen enthalten über 70 Prozent wasserlösliche Ballaststoffe, damit sind sie die reichhaltigste natürliche Quelle für diesen »Wirkstoff«, der den Cholesterinspiegel ohne schädliche Nebenwirkungen um zehn bis 15 Prozent senken kann.

Entsprechende Flohsamen-Präparate gibt es frei verkäuflich in jeder Apotheke (z.B. Mucofalk®). Aber auch in Reformhäusern, Drogerien, dem Internet-Versandhandel und vielen Bioläden erhalten Sie Plantago-ovata-Samenschalen. Für einen cholesterinsenkenden Effekt sollten Sie zwei- bis dreimal täglich ein Glas Wasser oder Saft mit ein bis zwei Teelöffeln eingerührten Flohsamen kurz vor oder während des Essens trinken. Sie können die Flohsamen auch wie Leinsamen über Müsli und Joghurt streuen. Vergessen Sie jedoch nicht, dass Quellstoffe, wie Flohsamen, reichlich Flüssigkeit benötigen, um ihre Wirksamkeit entfalten zu können. Zwei bis drei Liter täglich sollten es schon sein. Und indische Flohsamen senken nicht nur das LDL im Blut. Sie helfen auch beim Abnehmen und regulieren den Blutzucker.

32 Guar

Guarkernmehl wird aus der indischen Büschelbohne (einer Hülsenfrucht) gewonnen. Diese Hülsenfrucht hat seit Jahrzehnten einen festen Platz in der traditionellen Medizin. Der Einsatz von Guar ist aber auch wissenschaftlich zur Bekämpfung erhöhter Blutfettwerte dokumentiert. Die gemahlene Bohne wird beispielsweise bei der Behandlung von Diabetikern verwendet, und auch Übergewichtige wissen den Effekt von Guar zu schätzen. Hauptbestandteil der Guarkerne sind wasserlösliche Ballaststoffe, die durch die Unterbrechung des Kreislaufs der Gallensäuren den Cholesterinspiegel wirksam senken können.

Guarkernmehl kann als Nahrungsergänzungsmittel (aus der Apotheke) eingenommen werden, es gibt Guarkernmehl inzwischen auch in vielen Bioläden und Reformhäusern. Sogar für Biolebensmittel ist Guarkernmehl als Verdickungs- und Geliermittel unter anderem für Desserts, Speiseeis, Konfitüren, Suppen und Saucen unter der Bezeichnung E 412 zugelassen.

33 Hühnereier

Viele Menschen verweigern sich konsequent ein Frühstücksei in der Annahme, dass Eier den Cholesterinspiegel erhöhen. Völlig umsonst, denn schon vor etlichen Jahren konnten amerikanische Wissenschaftler nachweisen, dass es sich bei der Annahme, dass der

Verzehr von Hühnereiern zur Erhöhung des Cholesterinspiegels führen würde, um ein »modernes Ernährungsmärchen« handelt. Sie konnten belegen, dass der Cholesterinspiegel selbst beim Verzehr von mehr als einem Ei pro Tag nicht steigt. Viele Ernährungsexperten stehen auf dem Standpunkt, dass Eier, Milch und Sojaprodukte zu den vollwertigsten Lebensmitteln gehören, die uns zur Verfügung stehen.

Eier sind, entgegen früherer Annahmen, keine Risikonahrung für Menschen mit hohem Cholesterinspiegel. Im Gegenteil: Hühnereier können als Cholesterinkiller wirken. Ein Eigelb enthält zwar fast die gesamte Tagesration an Cholesterin, dies kann aber nicht vollständig vom Körper aufgenommen werden, da das enthaltende Lecithin die Cholesterinaufnahme deutlich vermindert.

Das Fettsäuremuster des Hühnereis ist dem der Diätmargarine sehr ähnlich. Eier sind reich an gesunden Fettsäuren. Essen Sie also ruhig jeden Morgen ein

Killer-Tipp

Für Rühr- und Spiegeleier sollten Sie eine beschichtete Pfanne mit wenig Rapsöl auspinseln, um eine zusätzliche Kalorienbelastung durch Zubereitungsfette weitgehend zu vermeiden. Gekochte und pochierte (verlorene) Eier kommen ganz ohne zusätzliche Kalorien daher.

Frühstücksei. Zusammen mit einem ballaststoffreichen Vollkornbrot ist es ein Cholesterinkiller-Frühstück, das Sie lange satt hält.

Seit einiger Zeit gibt es Omega-3-Eier oder DHA-Eier zu kaufen. Die Hühner erhalten eine spezielle, mit Algen angereicherte Nahrung, die dazu führt, dass das Fettsäuremuster des Eigelbs sich zugunsten der herzgesunden Omega-3-Fettsäure verändert. Laut Hersteller ist der Tagesbedarf dieser Fettsäure durch den Verzehr eines dieser Eier zu etwa 40 Prozent gedeckt.

34 Lecithin

Der Name Lecithin leitet sich vom altgriechischen Wort für Eidotter ab. Lecithin ist Bestandteil der Zellmembranen tierischer und pflanzlicher Zellwände. Die lebenswichtigen Substanzen stellt der Körper selbst her oder gewinnt sie über einen internen Syntheseprozess aus der Nahrung. Lecithin wirkt im Körper als Lösungsvermittler von Nahrungsfetten und Cholesterin und sorgt für einen Abtransport des überschüssigen LDL-Cholesterins aus dem Blutkreislauf. Damit beugt Lecithin der Arteriosklerose – dem wichtigsten Risikofaktor des Herzinfarkts – vor. Die Wirkung des Lecithins ist der vieler Lipidsenker aus den Labors der Pharmaindustrie ebenbürtig. Diese Tatsache hören die Lobbyisten der Chemie- und Pharmakonzerne natürlich nicht gerne, die Wirkung von Lecithin ist jedoch in unzähligen wissenschaftlichen Studien belegt, die nachweisen, dass Lecithin das gefäßschädigende LDL um bis zu 30 Prozent senken kann, ohne dass es dabei zum Abfall des HDL-Werts kommt.

Um ausreichend Lecithin aufzunehmen, muss man aber nicht auf entsprechende lecithinreiche Produkte aus Apotheke und Reformhaus zurückgreifen. Schon der tägliche Konsum eines Frühstückseis ist effektiv für die Cholesterinspiegelsenkung, obwohl in einem Eidotter, je nach Größe, bis zu 300 mg Cholesterin enthalten sind. Studien zeigen, dass das tägliche Frühstücksei keinerlei Erhöhung des Cholesterinspiegels nach sich zieht. Im Gegenteil: Das im Eidotter enthaltene Lecithin senkt das gefährlich LDL: Zusätzlich sollten Sie mehrmals wöchentlich lecithinhaltige Soja- oder Lupinenprodukte in Ihren Speiseplan aufnehmen.

Positive Zusatzeffekte von Lecithin: Es schützt die Leberzellen, unterstützt das Immunsystem und bietet Schutz für eine optimale Funktion des menschlichen Gehirns. Es hilft gegen Konzentrationsstörungen, und in einigen Studien zeigt Lecithin sogar Effekte gegen Demenz und Alzheimer. Lecithin ist als Zusatzstoff unter der Nummer E 322 sogar für Babynahrung und Biolebensmittel zugelassen.

35 Heilerde

Die gesundheitsfördernden Kräfte der Erde kennen viele nicht nur von Moorbädern oder Fangopackungen. Auch in Heilerde steckt viel Gesundheit. Heilerde ist feines Gesteinspulver, das seinen Ursprung in der Eiszeit hat. Es besteht aus reinem Löss mit einer natürlichen Mischung aus Mineralstoffen (Mengen- und Spurenelementen). Der Löss wird für die in Apotheken erhältliche Heilerde schonend getrocknet, gemahlen, gesiebt und abgefüllt. Und die Heilerde hat ab- und adsorbierende Eigenschaften. Daher kann sie auch als effektiver Cholesterinkiller wirken. Die Heilerde bindet eben nicht nur Säuren und wirkt damit gegen Sodbrennen und Magenbeschwerden, sondern auch cholesterinreiche Gallensäuren. Sie unterbricht den sogenannten enterohepatischen Kreislauf der Gallensäuren. Die Heilerde bindet die Gallensäuren im Dünndarm, sodass sie mit dem Stuhlgang ausgeschieden werden. Damit der Körper neue Gallensäuren bildet kann, muss aus dem Blut Cholesterin zur Leber geholt werden. Dadurch sinkt der Cholesterinspiegel – insbesondere das gefährliche LDL. Zudem nimmt die Heilerde das Nahrungscholesterin wie ein Schwamm auf und sorgt dafür, dass der Körper es nicht aufnehmen kann. 10 Gramm Heilerde können rund 178 mg Cholesterin binden. Im Rahmen der Gewichtsregulation ist hervorzuheben, dass mikrofeine Heilerde auch beim Abnehmen hilft, da sie Nahrungsfette im Magen-Darm-Trakt bindet. Heilerde-Präparate (beispielsweise Luvos® Heilerde) sind in der Apotheke erhältlich.

36 Probiotika

Unter Probiotika versteht man definierte Mikroorganismen (meist Laktobazillen oder Bifidobakterien), die nach ihrem Verzehr in der Darmflora eine gesundheitsfördernde Wirkung ausüben. Probiotische Lebensmittel wie Joghurt, Kefir oder Brottrunk sind in der Lage, als Cholesterinkiller zu wirken. Wissenschaftler beobachteten, dass Milchsäurebakterien den Gehalt an Cholesterin in ihrem Nährmedium vermindern können. So kam man zu der Vermutung, dass diese Bakterien auch zur Senkung des Serumcholesterinspiegels genutzt werden könnten. Die Wirkung erfolgt dabei vermutlich auf zwei Ebenen. Zum einen können Milchsäurebakterien Cholesterin an sich binden und zersetzen, sodass weniger Nahrungscholesterin aus dem Darm in die Blutbahnen gelangt. Zum anderen sorgen Probiotika für eine vermehrte Ausscheidung von Gallensäure. Zur Produktion neuer Gallensäure wird Blutcholesterin benötigt, sodass der Cholesterinspiegel sinkt. Die Studienergebnisse sind nicht einheitlich: Während einige Arbeiten moderate Senkungen der Cholesterinwerte beschreiben, kommen andere Studien diesbezüglich zu keinem befrie-

Killer-Tipp

Die Anzahl der lebenden Mikroorganismen, die den Darm unbeschadet erreichen, ist von großer Wichtigkeit für die Wirkung. Daher sollten Probiotika immer so frisch wie möglich verzehrt werden, da die Anzahl der wirksamen Keime zum Mindesthaltbarkeitsdatum (MHD) hin immer geringer wird.

digenden Ergebnis. Andere Untersuchungen weisen auf eine vorbeugende Wirkung von Probiotika hin. Die cholesterinsenkende Wirkung der Milchsäurebakterien scheint stark vom eingesetzten Stamm, von der verzehrten Menge und vom Cholesterinwert der Probanden abhängig zu sein. In Produkten wie Yakult oder Kanne Brottrunk® sind ausreichend probiotische Milchsäurebakterien enthalten, um einen cholesterinspiegelsenkenden Effekt zu erzielen. Daneben gibt es in der Apotheke eine Vielzahl von Produkten (Arzneimittel, Diätetika oder Nahrungsergänzungsmittel), die ausreichende Mengen für eine Cholesterinspiegelsenkung enthalten.

Vor allem nach einer Behandlung mit Antibiotika, die nicht nur die Krankheitserreger vernichten, sondern auch die Darmbakterien schädigen, sollte man probiotische Lebensmittel verzehren, um möglichst schnell wieder eine gesunde Darmflora aufzubauen.

37 Brottrunk

In Russland wird seit vielen Hundert Jahren ein Brottrunk (Kwas) mit einem Alkoholgehalt von etwa einem Prozent aus Roggen, Wasser und Malz hergestellt. Moderner Brottrunk ist frei von Alkohol und wird mit Hilfe eines speziellen Vollkornsauerteigbrotes aus frischem Quellwasser hergestellt. Erhältlich ist Brottrunk in Bioläden, Reformhäusern, Drogerien und großen Supermärkten. Als Cholesterinkiller wirkt Brottrunk durch die enthaltenen probiotischen Milch-

Killer-Tipp

Je ⅛ l Brottrunk und Tomatensaft in ein hohes Becherglas füllen. 1 TL Haferkleie unterrühren und mit ½ TL fein gehackten Kürbiskernen bestreuen. Zum Garnieren einen Stängel Petersilie in das Glas stellen oder zwei bis drei Cocktailtomaten auf einen Holzspieß stecken und auf den Glasrand legen.

säurebakterien/Brotmilchsäurebakterien (Laktobacillus reuteri), die dafür sorgen, dass sich das Darmmilieu dahingehend verändert, dass das in Gallensäuren reichlich enthaltene Cholesterin mit dem Stuhlgang ausgeschieden wird. Brottrunk ist eine der wenigen Möglichkeiten für Menschen, die unter einer Milcheiweißallergie oder Laktoseintoleranz leiden, Probiotika aufzunehmen.

In Studien konnte eine Senkung des Gesamtcholesterins um bis zu 15 Prozent nachgewiesen werden. Um diesen Effekt zu erzielen, sollten Sie dreimal täglich ein kleines Glas (150 ml) Brottrunk trinken. Er schmeckt pur oder mit Mineralwasser verdünnt. Vermischt mit etwas Obst oder Gemüsesaft ist Brottrunk ein gesunder Durstlöscher. Auch, um Dips und Quark cremig zu rühren, oder zum Verdünnen von zu dickflüssig geratenen Cremesuppen ist Brottrunk bestens geeignet. Brottrunk erhalten Sie in vielen Bäckereien und natürlich auch in Reformhäusern oder Drogerien.

38 Kefir

Kefir stammt ursprünglich aus dem Kaukasus. Es ist als Getränk für Menschen bekannt, die uralt werden und dabei gesund bleiben möchten. Industriell hergestellter Kefir wird im Kühlregal des Supermarkts als »Kefir, mild« angeboten. Damit das entstehende Getränk immer den gleichen Geschmack aufweist, wird die Milch mit einer immer gleich bleibenden Mischung verschiedener Bakterien und Hefen versetzt. Die vielschichtige Wirkung des natürlichen Kefir-Pilzes kann dabei nicht vollständig nachgeahmt werden. Kefir ist außerordentlich gesund und kann den Cholesterinspiegel senken, da er reichlich probiotisch wirksame Milchsäurebakterien und Hefen enthält. Zusätzlich wirkt Kefir stärkend auf das Immunsys-

Killer-Tipp

Wenn Sie täglich Kefir trinken möchten, kann sich die Anschaffung eines eigenen Kefirpilzes lohnen. Nicht nur, dass Sie Unmengen von Verpackungsmaterial einsparen, selbstgemachter Kefir ist ein besonders aromatischer Durstlöscher und ein wirksamer Cholesterinkiller, der den industriell angebotenen Produkten in seiner Wirkung überlegen ist. Im Internet sind Kefirpilze zusammen mit einer Anleitung zur Verarbeitung bei vielen Anbietern erhältlich.

tem und schützt Ihren Körper vor Allergien und Unverträglichkeiten. Kefir wird in den Kühlregalen der Supermärkte in verschiedenen Fettgehaltsstufen angeboten. Bevorzugen Sie fettarme Sorten, damit Sie Ihren Körper nicht mit zusätzlichen Kalorien belasten.

39 Vitamin E

Unter Vitamin E versteht man eine Gruppe ähnlich aufgebauter chemischer Verbindungen, die auch Tocopherole genannt werden. Die einzelnen Vertreter der Tocopherole weisen verschiedene biologische Aktivitäten auf, daher wird die Wirksamkeit der einzelnen Formen berücksichtigt und die täglich benötigte Menge Tocopherol in internationale Einheiten (I.E.) umgerechnet. Während Ernährungsexperten eine tägliche Aufnahme, je nach Alter und Geschlecht, von etwa 18 bis 23 I.E. fordern, sind für einen Cholesterinkiller-Effekt von Vitamin E eine tägliche Aufnahme von 200 I.E. erforderlich. Das Vitamin E wirkt dabei nicht nur als Radikalenfänger und Oxidationshemmer, denn es wirkt sich auch direkt auf die Höhe des Cholesterinspiegels und besonders auf die Höhe des LDL-Spiegels aus. Schon das macht Vitamin E zu einem besonders wirksamen Cholesterinkiller. Noch bessere Erfolge erzielen Sie mit einer Kombination aus Knoblauch, Lecithin und dem fettlöslichen Vitamin E. In dieser speziellen Verknüpfung unterstützen sich die drei Cholesterinkiller besonders gut.

⌐ Killer-Tipp

Die Zubereitung herzgesunder Cholesterinkiller-Mahlzeiten muss nicht umständlich oder aufwendig sein: Eine Portion Blattspinat mit Knoblauch, dazu wachsweich gekochte Eier und Vollkornbrot mit Phytosterin-Margarine bestrichen; Pellkartoffeln mit etwas geschmolzener Phytosterin-Margarine, dazu Rührei und Tomaten-Zwiebel-Salat mit Knoblauch. Einfache und doch wirkungsvolle Mahlzeiten, die Vitamin E, Lecithin, Knoblauch, Ballaststoffe und Phytosterine enthalten und für die Normalisierung Ihrer Blutfettwerte sorgen.

Setzen Sie zusätzlich zu diesen Cholesterinkillern auf die Wirkung von Ballaststoffen und Phytosterinen. Dann haben Sie tatsächlich eine sehr hohe Chance, dass sich Ihre Blutfettwerte bald in geordneten Bahnen bewegen und Sie die Einnahme von Lipidsenkern vermeiden können.

40 Niacin

Niacin ist ein Vitamin aus dem B-Komplex, das früher auch als Vitamin B_3 bezeichnet wurde. Es ist ein Oberbegriff für die Vitamere (chemisch verwandte Verbindungen) Nicotinsäureamid und Nicotinsäure, die im Organismus ineinander umgewandelt werden können.

Niacin findet sich in allen lebenden Zellen und wird in der Leber gespeichert. Das B-Vitamin ist ein wichtiger Baustein für verschiedene Co-Enzyme und hat zentrale Bedeutung beim Stoffwechsel von Fetten, Eiweißen und Kohlenhydraten. Gegenüber Hitze, Licht und Luftsauerstoff ist Niacinsäure weniger empfindlich als andere B-Vitamine, sodass die Zubereitungsverluste bei unter zehn Prozent liegen. Natürliche Niacin-Lieferanten sind beispielsweise Geflügel, Wild, Fisch, Pilze, fettarme Milchprodukte und Eier, Innereien, Vollkornprodukte, Gemüse, Obst und Nüsse. Dabei wird Niacin aus tierischen Quellen vom Körper grundsätzlich besser verwertet. Auch mit Hilfe von Bierhefe kann eine ausreichende Aufnahme von Niacin erreicht werden. Der Bedarf an Niacin ist von Alter, Gewicht und Geschlecht abhängig und liegt bei etwa 13 bis 17 mg pro Tag. Dieser normale Bedarf wird durch eine abwechslungsreiche Ernährung gedeckt, therapeutische Dosierungen von 500 bis 1 000 mg können jedoch nur über die Einnahme von Nahrungsergänzungsmitteln gedeckt werden. Als Cholesterinkiller wirkt Niacin nur, wenn höhere Dosen pro Tag erreicht werden. Zu einer deutlichen Senkung des LDL-Cholesterin- und Triglyzeridspiegels und einem ebenfalls deutlichen Anstieg des HDL kommt es nur bei einer Dosis von 500 bis 1 000 mg Niacin pro Tag.

41 Chrom

Das lebenswichtige Spurenelement Chrom hat einen festen Platz in der Ernährungsmedizin. Es nimmt Einfluss auf den Kohlenhydrat-, Eiweiß- und Fettstoffwechsel, dabei sind die Mechanismen noch nicht vollständig geklärt. Der Bedarf an Chrom wird von Ernährungswissenschaftlern auf 30 bis 100 µg pro Tag geschätzt. Dieser Wert wird von weiten Teilen der Bevölkerung jedoch nicht erreicht. Durch angemessene Mengen an Chrom kann es zur Senkung der Triglyzeride und LDL-Cholesterinmenge im Blut kommen, der HDL-Wert steigt und die Bildung von arteriosklerotischen Plaques in den Arterien wird vermindert. Um diese Effekte zu erreichen, werden allerdings Dosierungen von 200 bis 400 µg empfohlen. Dieser Bedarf ist alleine mit Hilfe chromreicher Lebensmittel wie Vollkorn-Getreide, Hülsenfrüchte, Nüsse und Fleisch mit einem Gehalt von etwa 10 bis 100 µg pro 100 g kaum zu decken. Trotzdem hilft eine Ernährungsumstellung, wie sie in diesem Buch beschrieben wird, um die Chromzufuhr zu optimieren. Dazu können Nahrungsergänzungsmittel oder Präparate (z. B. Bio-Chrom® ChromoPrecise®), die Sie rezeptfrei in Apotheken erhalten, Abhilfe schaffen und die Versorgung mit Chrom verbessern.

42 Co-Enzym Q_{10}

Das Co-Enzym Q_{10} hat eine wichtige Funktion in der Gesunderhaltung des Herz-Kreislauf-Systems. Co-Enzym Q_{10} wird auch als Ubichinon bezeichnet und weist Ähnlichkeiten mit verschiedenen Vitaminen auf. Es wird sowohl über die Nahrung zugeführt als auch vom menschlichen Organismus gebildet. Außerdem

⌐Killer-Tipp

Der normale tägliche Bedarf an Ubichinon wird bei einem ausgewogenen Verzehr durch Fleisch, Innereien, fetthaltige Fische, Nüsse, Hülsenfrüchte, Sesam, Sonnenblumenkerne, Pflanzenöle, Kohl, Zwiebeln, Spinat, Rosenkohl, Kartoffeln und Brokkoli gedeckt. Damit Co-Enzym Q_{10} als Cholesterinkiller wirksam werden kann, sind höhere Dosierungen notwendig. Besprechen Sie die Einnahme mit Ihrem Arzt und lassen Sie sich vom Apotheker beraten.

verbessert es die Elastizität der Blutgefäße. Die wichtigste Funktion von Co-Enzym Q_{10} ist die Umwandlung der mit der Nahrung aufgenommenen Energie in körpereigene Energie. Co-Enzym Q_{10} wirkt als Schutzschild gegen freie Radikale, schützt LDL vor Oxidation und wirkt den Ablagerungen von LDL-Cholesterin in den Arterien entgegen.

Über die Ernährung werden täglich etwa 3 bis 5 mg Co-Enzym Q_{10} aufgenommen. Bei einem erhöhten Bedarf oder für eine Cholesterinkiller-Wirkung ist die Einnahme von entsprechenden Nahrungsergänzungsmitteln oder Präparaten (z. B. Q_{10} Bio-Qinon® Gold) mit einer Dosis von 25 bis 200 mg Ubichinon pro Tag erforderlich. Sinnvoll ist die Kombination aus Vitamin C und Q_{10}. Wer unter einer Herz-Gefäß-Krankheit leidet, kann neben Q_{10} auch L-Carnitin einnehmen.

43 Betaglucan

Betaglucan ist ein natürlicher Nahrungsinhaltsstoff, der zur Gruppe der Vielfachzucker gehört. Größere Mengen sind in Hafer und Haferprodukten (z.B. Flocken, Brot, Knäckebrot), Pilzen und Bäcker-Hefe enthalten. Dabei kommt den Pilzen eine besondere Rolle zu, da sie einen qualitativ hochwirksamen Mix aus verschiedenen Betaglucanen enthalten. Aktuelle Untersuchungen zeigen, dass Betaglucan zur Vorbeugung von Arteriosklerose bestens geeignet ist. Das Cholesterinniveau wird effektiv gesenkt und das Verhältnis von LDL zu HDL verbessert, indem Betaglucan den LDL-Wert senkt und den HDL-Spiegel minimal anhebt. Neuere Studien verweisen außerdem auf eine positive Wirkung von Betaglucan auf die Stimulation des Immunsystems. Wenn Sie sicher sein möchten, dass Sie täglich genug Betaglucan zu sich nehmen, verwenden Sie ein Bierhefepräparat. Daneben fördern bestimmte Betaglucane, wie sie beispielsweise in Rydex enthalten sind, auch die Abwehrkräfte. Sie können ausreichend Betaglucane über Hafer (beispielsweise im täglich Hafer-Müsli oder im Haferbrot/Haferknäckebrot) aufnehmen.

44 Arginin

Aminosäuren sind die kleinsten Bausteine der Eiweiße (Proteine), Arginin ist eine davon. Verschiedene Studien zeigen, dass Arginin wichtige Effekte bei

der Behandlung von Herz- und Gefäßkrankheiten hat.
Denn Arginin hält nicht nur die Blutgefäßwände elastisch, es dämmt zugleich auch die Verklumpung von
Blutplättchen und weißen Blutkörperchen ein und
verhindert dadurch, dass in den Adern problematische Blutstauungen entstehen. Die besten Lebensmittelquellen für Arginin sind Nüsse und Mandeln, Samen und Weizenkeime. In Fisch, Fleisch, Eiern und
Getreide finden sich ebenfalls ansehnliche Mengen.
Der besonders wirkungsvolle cholesterinsenkende Effekt von Nüssen und Mandeln ist also nicht nur auf
den hohen Gehalt an ungesättigten Fettsäuren und
Vitamin E zurückzuführen, auch der Arginin-Gehalt
trägt zu ihrer Wirkung bei.

Amerikanische Wissenschaftler konnten in einer vielbeachteten Studie belegen, dass durch eine tägliche
Gabe von Mandeln der Cholesterinspiegel um etwa

Killer-Tipp

Stecken Sie sich morgens ein paar Mandeln, Walnüsse, Erdnüsse oder Haselnüsse in die Tasche.
Wenn zwischendurch der Magen knurrt, essen
Sie ein paar davon. Gut gekaut haben die kleinen Cholesterinkiller nämlich auch einen guten
Sättigungseffekt. Essen Sie jeden Tag eine Handvoll Nüsse, Mandel, Erdnüsse und Kerne, wie Kürbiskerne und Samen. Ihre Gesundheit wird es Ihnen danken!

sieben Prozent gesenkt werden kann. Andere Studien, in denen den Patienten reines Arginin als Nahrungsergänzung oder diätetisches Lebensmittel (ergänzend bilanzierte Diät) verabreicht wurde, sprechen sogar von einer Senkung des Cholesterinspiegels um bis zu zehn Prozent. Erfreulicherweise wird der Serumspiegel des HDL-Cholesterins durch Arginin nicht beeinflusst, nur der LDL-Spiegel wird gesenkt, so dass das Verhältnis HDL zu LDL zugunsten des »guten« HDL-Werts verschoben wird.

Für eine ausreichende Versorgung sollten Sie täglich einige argininhaltige Cholesterinkiller verzehren. Sprechen Sie mit Ihrem Arzt über eine eventuelle diätetische Behandlung (beispielsweise Telcor® Arginin PLUS von Quiris). Das kann sinnvoll sein.

45 Glycin

Glycin ist ein Eiweißbaustein, der neben vielen anderen positiven Effekten auch als Cholesterinkiller wirkt. Die Bildung von Gallensäuren stellt den wichtigsten Weg für die Ausscheidung von Cholesterin dar. Als Konjugate des Glycins oder Taurins werden sie über die Gallenblase in den Dünndarm abgegeben, wo sie bei der Resorption von Fetten und fettlöslichen Vitaminen mitwirken. Etwa 1 g Cholesterin wird pro Tag in der Leber in Gallensäure umgewandelt, welche für die Fettaufnahme im Dünndarm notwendig ist. Ein Großteil dieser Gallensäure wird im Darm wieder aufgenommen und der Leber zurückgeführt. Es findet keine Ausscheidung der Gallensäure statt. Das ist für einen gesunden Menschen äußerst wichtig, da die optimale Rückführung der Gallensäure in die Leber auch dafür verantwortlich ist, dass die körpereigene Cholesterinherstellung im normalen Bereich bleibt.

Die Aminosäure Glycin ist für diesen Vorgang von entscheidender Bedeutung. Wenn der Cholesterinwert zu hoch ist, dann kann Glycin die körpereigene Regulierung stimulieren. Glycin wandelt Cholesterin in Gallensäure um, welche über den Darm ausgeschieden wird. Wenn weniger Gallensäure vom Darm zur Leber zurücktransportiert wird, steigt in der Leber die körpereigene Cholesterinproduktion an. Da Cholesterin als Ausgangsstoff dadurch vermehrt gebraucht wird, sinkt der Cholesterinspiegel im Blut.

Wundern Sie sich übrigens nicht, wenn Sie Glycin in der Zusatzstoffliste auf Lebensmitteln finden. Unter der Nummer E 640 ist es als Geschmacksverstärker zugelassen. Wenn Sie sich normal ernähren, führen Sie Ihrem Körper in jedem Falle ausreichend Glycin zu. Das trifft zu, wenn Sie tierische Produkte aufnehmen oder als Vegetarier oder Veganer leben. Spezielle Konzentrate benötigen Sie nicht. Aber es ist wichtig, jeden Tag mindestens 1 g Eiweiß pro Kilogramm Körpergewicht aufzunehmen, um ausreichend Glycin aufzunehmen.

46 Zimt

Der Cholesterinkiller, der im aromatischen Gewürz wirkt, ist ein sekundärer Pflanzenstoff, das Polyphenol MHCP. Neben einer ausgeprägten Wirksamkeit auf den Blutzuckerspiegel weist Zimt auch hervorragende Wirkungen auf die Blutfettwerte auf. Eine Studie mit Typ-2-Diabetikern ergab nach gut einem Monat eine Senkung des Gesamtcholesterinspiegels um 12 bis 26 Prozent, der LDL-Wert ging um 7 bis 27 Prozent zurück, der Triglyzeridspiegel sank sogar um bis zu 30 Prozent. Achten Sie bei der Verwendung von Zimt auf die Qualität. Im Vergleich zum billigeren Cassia-Zimt enthält Ceylon-Zimt nur sehr geringe Mengen des umstrittenen Inhaltsstoffs Cumarin und löst

Killer-Tipp

Schon mit einer täglichen Dosis von etwa 1 g Zimt (das entspricht etwa ½ TL) lassen sich erstaunliche Wirkungen auf den Cholesterinspiegel nachweisen. Würzen Sie Müsli, Joghurt, Quark und Obstsalat großzügig mit Zimt. Auch Kaffee und Tee werden mit einer Prise Zimt zum aromatischen Genuss. Es muss nicht immer Süßes sein: In vielen herzhaften indischen, türkischen und griechischen Rezepten findet Zimt ebenfalls Verwendung. Es passt hervorragend in die süße und auch die pikante Küche.

seltener Allergien aus. Der geschmacklich etwas feinere Ceylon-Zimt schmeckt auch in größeren Mengen nicht zu sehr hervor und eignet sich daher für süße und herzhafte Gerichte. Für eine unkomplizierte Anwendung der wertvollen Zimt-Inhaltsstoffe werden auch Zimtkapseln im Reformhaus und in der Apotheke angeboten. Optimal ist der wässrige Zimtextrakt, der frei von Cumarin ist.

47 Kurkumin

Kurkumin ist der gelborange Farbstoff, der im Wurzelstock des Gelbwurz (Kurkuma, Curcuma) zu finden ist. Die Cholesterinkiller-Qualitäten von Kurkumin bestehen in einer Behinderung der Cholesterinaufnahme im Darm, der Umwandlung von Cholesterin in Gallensäure und der beschleunigten Ausscheidung. Daneben steckt in Kurkumin noch viel mehr. Sogar gegen bestimmte Krebserkrankungen soll das farbige leicht scharfe Gewürz helfen.

In einer Studie, in der Probanden täglich ½ g Kurkumin verabreicht wurde, konnte nach nur einer Woche der durchschnittliche Wert des HDL-Cholesterins um 29 Prozent gesteigert werden, der Gesamtcholesterinspiegel wurde gleichzeitig um etwa 12 Prozent gesenkt und die Lipidperoxidation um ein Drittel. Verwenden Sie Kurkuma, das auch einen großen Anteil des Currypulvers ausmacht, möglichst häufig zum Kochen. Currymischungen gibt es passend für jeden Geschmack: mild, fruchtig oder scharf.

48 Gugulipid

Gugulipid wird aus dem Harz eines Myrrhebaums gewonnen. Seit Jahrhunderten ist es Bestandteil der ayurvedischen Medizin. Gugulipid senkt das gefäßschädigende LDL-Cholesterin und erhöht den Wert des positiv wirksamen HDL-Cholesterins. Die Leber wird angeregt, Gallensäure zu bilden, und die Fibrinolyse des Blutes (Verhinderung von Verklumpung des Blutes, Auflösung von Blutgerinnseln) gefördert. Über mögliche Nebenwirkungen bei Langzeiteinnahme oder Überdosierung ist noch wenig bekannt. Sprechen Sie daher die Einnahme von entsprechenden Präparaten in jedem Falle mit Ihrem Arzt ab und lassen Sie sich vom Apotheker genau beraten!

49 Körpergewicht

Die wirkungsvollsten Cholesterinkiller ganz zum Schluss: Einige Kilos weniger auf der Waage und jeden Tag Bewegung sind entscheidende Schritte auf dem Weg zu optimalen Blutfettwerten. Jedes Kilogramm zu viel belastet Ihren Stoffwechsel. Setzen Sie beim Abnehmen vor allem auf ein nachhaltiges Absenken des Körpergewichts. Crash-Diäten und Fastenkuren, die häufig zum Jo-Jo-Effekt führen, sind ungeeignet zum langfristigen, dauerhaften Abnehmen und wirken belastend auf Herz, Gefäße und Fettstoffwechsel. Eine gesunde Gewichtsreduktion senkt das LDL und die Triglyzeride, ohne dass das HDL sinkt.

Für Übergewichtige ist Abnehmen ein Cholesterinkiller erster Güte. Übergewicht fördert die Entstehung von Fettstoffwechselstörungen, Arteriosklerose, Herzinfarkt und Schlaganfall. In der Regel ist eine dauerhafte Gewichtsreduktion von fünf bis zehn Prozent des Ausgangsgewichts ausreichend, um den LDL- und Triglyzeridwert deutlich zu ändern. Der Body-Mass-Index (BMI) wird heute zur Bewertung des Körpergewichts herangezogen. So berechnen Sie Ihren BMI:

$$\text{BMI} = \frac{\text{Körpergewicht in Kilogramm}}{(\text{Körpergröße in Meter})^2}$$

Bei einer Körpergröße von 1,75 Meter und einem Gewicht von 90 Kilogramm ergibt sich nach dieser Formel also ein BMI von 29,4. Und das ist in jedem Falle etwas oder sogar viel zu viel – ganz abhängig vom Alter, da Ältere etwas mehr wiegen dürfen.

Die folgende Tabelle zeigt Ihnen die BMI-Richtlinien nach Altersgruppen sortiert:

BMI-Richtlinien

Altersgruppe	BMI (Normalgewicht)
19 bis 24 Jahre	19 bis 24
25 bis 34 Jahre	20 bis 25
35 bis 44 Jahre	21 bis 26
45 bis 54 Jahre	22 bis 27
55 bis 64 Jahre	23 bis 28
› 64 Jahre	24 bis 29

Menschen, die einen zu hohen Body-Mass-Index haben, sollten langsam, aber dauerhaft abnehmen. Durch eine Umstellung Ihrer Ernährungs- und Lebensgewohnheiten können Sie dem Jojo-Effekt entkommen. Lassen Sie sich durch qualifizierte Diätassistenten beraten. Als sinnvoll wird von Ernährungsexperten eine Reduzierung des Gewichts von ein bis vier Kilogramm pro Monat angegeben. Dauerhaft ist in der Regel ohnehin auf gesunde Art und Weise nicht mehr zu erreichen. Radikale Crash-Diäten, die Gewichtsverluste von mehreren Kilogramm pro Woche versprechen, sind völlig ungeeignet, das Körpergewicht dauerhaft zu reduzieren. Lassen Sie sich von einer eventuell auftretenden kurzfristigen Erhöhung des Cholesterinspiegels während einer Reduktionsdiät nicht entmutigen. Das ist normal. Langfristig wird er sich zunächst auf das Ausgangsniveau absenken, um später noch niedrigere Werte zu erreichen. Das ist bei praktisch allen Menschen so. In jedem Falle profitieren Sie von einem normalen Gewicht oder von einer Gewichtsreduktion um 10 Prozent – bezogen auf das Ausgangsgewicht – innerhalb eines Jahres. Nicht nur Ihr Cholesterinspiegel profitiert von einer Gewichtsreduktion, allen Erkrankungen des metabolischen Syndroms (gleichzeitiges Auftreten von Übergewicht, Fettstoffwechselstörungen, Bluthochdruck und Insulinresistenz oder Diabetes mellitus Typ 2) ist gemeinsam, dass ihre Symptome bei einer Gewichtsreduktion deutlich nachlassen: Die Insulinresistenz entwickelt sich zurück, der Blutdruck sinkt, der Blutzucker sinkt und die Blutfettwerte verbessern sich.

⌐ Killer-Tipp

- Wählen Sie vorwiegend fettarme Proteinlieferanten: Magerquark, Harzer Käse, fettarme Milchprodukte, Seefisch und Sojaprodukte.
- Kohlenhydratlieferanten mit einem großen Ballaststoffanteil sorgen für ein lange nachhaltige Sättigung: grobes Vollkornbrot, Hülsenfrüchte, Vollkorn-Getreideflocken, frisches Obst (möglichst mit Schale) und faseriges Gemüse wie Sauerkraut, Weißkohl/Grünkohl oder Fenchel sind immer eine gute Wahl.
- Verwenden Sie kleine Mengen hochwertiger Pflanzenöle oder Diätmargarine und meiden Sie gesättigte Fettsäuren und Transfettsäuren (z. B. Butter) so weit wie möglich.
- Achten Sie auf ausreichende Alltagsbewegung und treiben Sie jeden zweiten Tag 30 bis 45 Minuten Ausdauersport. Sie kurbeln damit den Stoffwechsel an, mehr Kalorien werden verbraucht.

Liebgewonnene Gewohnheiten lassen sich natürlich nicht so leicht ändern. Das müssen Sie wirklich wollen. Aber Schritt für Schritt können Sie es schaffen, den einen oder anderen Cholesterinkiller in Ihren Tagesplan einzubauen, und so dauerhaft Ihr Gewicht zu reduzieren. Am besten machen Sie einen Vertrag mit sich selbst, den Sie natürlich auch unterschreiben. Damit haben es schon viele meiner Patienten geschafft, entscheidende Dinge im Ernährungsverhalten oder beim Lebensstil zu verändern.

50 Bewegung

Der LDL- und Gesamtcholesterinwert lassen sich durch viele Cholesterinkiller zum Teil deutlich senken. Aber wichtig ist es, auch den HDL-Spiegel zu beeinflussen. In diesem Fall geht es nicht um eine Senkung, sondern um eine Erhöhung. Bei fast allen Menschen ist der HDL-Spiegel grenzwertig oder gar zu niedrig. Dabei ist das HDL sozusagen der Gefäßputzer, es hält die Adern frei von Verkalkungen und ist sogar in der Lage, bereits bestehende Arteriosklerose zu vermindern. Durch den Einsatz verschiedener Cholesterinkiller können Sie den LDL- und Gesamtcholesterinwert senken. Besonders wirkungsvoll ändern Sie das Verhältnis von LDL- zu HDL-Wert, indem Sie durch ausreichende Alltagsbewegung und Ausdauersport den HDL-Cholesterinwert anheben. Auch wenn Sport nicht Ihr liebstes Hobby ist, können Sie ohne große Anstrengung ein bisschen Bewegung in Ihren Tag bringen. Benutzen Sie für kurze Wege (gern auch für längere) nicht das Auto, sondern gehen Sie zu Fuß oder fahren Sie mit dem Fahrrad. Benutzen Sie die Treppe statt den Aufzug. Steigen Sie eine oder zwei Stationen eher aus dem Bus oder der U-Bahn aus und legen Sie den Rest der Strecke »auf Schusters Rappen« zurück. Parken Sie zwei Blocks von Ihrer Wohnung entfernt und genießen Sie zum Feierabend den kurzen Weg an frischer Luft. Abgesehen von der direkten

⌐ Killer-Tipp

Lassen Sie sich nicht von dem Begriff »Ausdauersport« abschrecken. Er besagt nur, dass es nicht auf Kraft ankommt, sondern auf die Durchführung der Sportart über längere Zeit (optimal sind 30 bis 45 Minuten) – Hochleistungen und 2 Stunden täglich sind nicht gefordert! Walking und Nordic Walking, Wandern, Radfahren, Schwimmen und Rudern oder Paddeln sind Sportarten, die auch Ungeübten gelingen, die Spaß machen und für Ihren Cholesterinspiegel ein Gewinn sind. Besonders motivierend wirkt es häufig, wenn Sie sich zum Sport mit Gleichgesinnten treffen.

Wirkung auf Ihren Cholesterinspiegel haben Sie auch noch für Ihre Figur ein gutes Werk vollbracht. Medikamente sind praktisch nicht in der Lage das HDL zu erhöhen. Mit sportlicher Aktivität erreichen Sie, was Medikamente nicht schaffen.

Cholesterinkiller-Programm für 1 Tag

Auf den folgenden Seiten finden Sie Rezept-ideen und Anregungen für einen idealen Cho-lesterinkiller-Tag.

Frühstück

Müsli:
- 5 EL Vollkornmüsli ohne Zucker oder Vollkornhafer- oder Mehrkornflocken
- 1 geriebener Apfel (mit Schale reiben, vorher heiß ab-waschen) oder 1 Schälchen Beerenfrüchte
- 1 EL gehackte Mandeln oder Nüsse
- 150 ml Sojadrink mit Kalzium
- 1 Becher probiotischer Magermilchjoghurt
- Zimt zum Abschmecken

dazu:
- 1 hart gekochtes Hühnerei
- 1 Glas Tomatensaft ohne Salz
- 2 EL Lecithinkonzentrat oder Lecithingranulat
- Kaffee oder Tee nach Geschmack

Zwischendurch

Lachsbrot:
- 1 Scheibe Hafervollkornbrot
- 1 TL Diäthalbfettmargarine mit Phytosterinen
- 1 dünne Scheibe geräucherter Wildlachs
- etwas Dill zur Dekoration

dazu:
- 1 Glas Kefir oder Brottrunk

Mittagessen

Pellkartoffeln mit Leinöl, Cholesterinkiller-Gemüse und Lammfleisch:
- 200 g Pellkartoffeln mit Schale
- 1 TL Leinöl zum Beträufeln
- 200 g Shiitake Pilze, Möhren, Tomaten oder Brokkoli
- 1 Stück Lammfilet, Tofu, Wildlachsfilet oder mageres Rind- oder Schweinefleisch (125 g)
- 1 TL Sonnenblumenöl zum Anbraten
- 2 Knoblauchzehen, reichlich Kräuter und Gewürze, fluoridiertes Jodsalz mit Folsäure zum Abschmecken

dazu:
- 1 Becher Soja-Joghurtalternative mit probiotischen Kulturen

Zwischendurch

Knäckebrot mit Harzer-Käse:
- 1 Scheibe Haferknäckebrot
- 1 TL Diäthalbfettmargarine mit Phytosterinen
- 1 Portion Harzer-Käse

dazu:

- 1 Apfel (möglichst mit Schale, vorher heiß abwaschen)

Abendessen

Tomatensalat und belegte Brote:

- 200 g Tomaten
- 1 EL Rapsöl
- Knoblauch, Zwiebeln, Kräuter und Gewürze, fluoridiertes Jodsalz mit Folsäure zum Abschmecken
- 2 Scheiben Hafervollkornbrot
- 1 EL Diäthalbfettmargarine mit Phytosterinen
- 1 EL Kochkäse (mager), 1 Scheibe Kochschinken

Nuss-Beeren-Joghurt:

- 1 Becher probiotischer Magermilchjoghurt
- je 1 EL Pistazien und Walnüsse
- 1 EL Pektinkonzentrat (flüssig oder Granulat)
- 100 g Brombeeren, Himbeeren oder Johannisbeeren
- Süßstoff und Zimt zum Abschmecken

dazu:

- 2 EL Artischockensaft oder -extrakt

Spätimbiss

- 1 Glas Kefir oder Brottrunk
- 1 Apfel (möglichst mit Schale, vorher heiß abwaschen)

Über den Tag verteilt

Ein bis zwei Flaschen (0,7 Liter) kalziumreiches Mineralwasser (mind. 150 mg pro Liter), eventuell mit einigen Spritzern Zitronen- oder Limettensaft und/oder etwas Zimt.

Ausreichend Bewegung

Mit Hilfe einer ausreichenden Alltagsbewegung (z. B. Treppen steigen, zu Fuß gehen) und Ausdauersport (z. B. Gymnastik, Walken, Jogging, Radfahren, Tanzen, Wandern, Ausdauersport im Fitness-Center, Schwimmen) können Sie das Verhältnis des Cholesterinspiegels zugunsten des HDL-Werts beeinflussen. Optimal ist es, sich jeden zweiten Tag 30 bis 45 Minuten sportlich zu betätigen. Ausdauersport hat einen deutlich ausgeprägteren Einfluss auf die Erhöhung des guten Cholesterins (HDL) als Kraftsport. So haben beispielsweise Langstreckenläufer in der Regel ein sehr hohes HDL.

Nahrungsergänzung

Als Nahrungsergänzungsmittel sind Bierhefepräparate, wasserlösliche Ballaststoffe (z. B. Plantago ovata, Pektin, Oligofructose), Artischockensaft, verflüssigter Knoblauch sowie Chrom zu empfehlen. Lassen Sie sich vom Arzt, Diätassistenten, in der Apotheke oder im Reformhaus beraten. Aber Sie können auch ganz ohne Nahrungsergänzungsmittel und Co. auskommen, wenn Sie beispielsweise täglich Äpfel, Knoblauch, Haferflocken etc. essen. Wichtig ist nur, dass Sie täglich ausreichend Cholesterinkiller aufnehmen oder nutzen und Ihre Ernährung dauerhaft umstellen.

Service

Buchtipps

Müller, Sven-David: **Cholesterin natürlich senken**, Mainz Verlag, 2015

Müller, Sven-David: **Cholesterin- und Fett-Ampel**, TRIAS Verlag, 2011

Müller, Sven-David: **Das große Cholesterin-Kochbuch**, Schlütersche, 2014

Müller, Sven-David: **Das Kaum Cholesterin Kochbuch**, Mainz Verlag, 2013

Müller, Sven-David: **Diabetes-Ampel**, TRIAS Verlag, 2011

Müller, Sven-David: **Die 50 besten Fettkiller**, Kopp Verlag, 2015

Müller, Sven-David: **Die 50 besten Kalorienkiller**, Kopp Verlag, 2015

Müller, Sven-David: **Ernährungsratgeber Cholesterin**, Schlütersche, 2009

Müller, Sven-David: **Wir essen uns schlank**, Mainz Verlag, 2014

Iburg, Anne: **Köstlich essen – Cholesterin senken**, TRIAS Verlag, 2013

Internettipps

Hier finden Sie interessante Internetlinks:
www.svendavidmueller.de
www.slimcoach.de

www.muellerdiaet.de
www.dge.de
www.dkgd.de
www.vdd.de

Liebe Leserin, lieber Leser,

hat Ihnen dieses Buch weitergeholfen? Für Anregungen, Kritik, aber auch für Lob sind wir offen. So können wir in Zukunft noch besser auf Ihre Wünsche eingehen. Schreiben Sie uns, denn Ihre Meinung zählt!

Ihr TRIAS Verlag

E-Mail-Leserservice
kundenservice@
trias-verlag.de

Lektorat TRIAS Verlag
Postfach 30 05 04
70445 Stuttgart
Fax: 0711 89 31-748

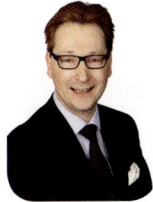

Sven-David Müller lebt für das Thema Ernährung. Sein Berufsweg wurde maßgeblich durch seine Erkrankung an Diabetes mellitus Typ 1 im Alter von 6 Jahren geprägt. Nach seinen Ausbildungen zum staatlich anerkannten Diätassistenten und Diabetesberater der Deutschen Diabetes Gesellschaft folgte ein Studium der angewandten Ernährungsmedizin. Seit mehr als 25 Jahren ist er in Beratung und Wissenschaft tätig. Als »Sherlock Food« klärt Sven-David Müller, MSc., nicht nur über Ernährungsmythen auf, sondern ist Autor von 175 populär-wissenschaftlichen Sach- und Fachbüchern. Für seine Tätigkeit in der Ernährungsaufklärung wurde er 2005 mit dem Bundesverdienstkreuz ausgezeichnet, 2013 erhielt er einen Ehrendoktor-Titel und 2014 wurde ihm die Ehrenmedaille für Wissenschaft und Kunst der Albert Schweitzer Gesellschaft verliehen. Sven-David Müller ist 1. Vorsitzender des Deutschen Kompetenzzentrums Gesundheitsförderung und Diätetik e. V. und leitet seine eigene Praxis sowie das Zentrum für Ernährungskommunikation, Diätberatung und Gesundheitspublizistik (ZEK). Mit seiner Familie lebt und arbeitet er in Berlin.

**Bibliografische Information
der Deutschen Nationalbibliothek**
Die Deutsche Nationalbibliothek
verzeichnet diese Publikation in
der Deutschen Nationalbiblio-
grafie; detaillierte bibliografische
Daten sind im Internet über
http://dnb.d-nb.de abrufbar.

Programmplanung: Uta Spieldiener
Redaktion: Anne Beck, Stuttgart
Bildredaktion: Christoph Frick

Umschlaggestaltung und Layout:
CYCLUS Visuelle Kommunikation,
Stuttgart

Bildnachweis:
Umschlagfoto: Stockfood
Fotos im Innenteil:
plainpicture/Lubitz + Dorner: S. 4;
fotolia: S. 9, 23

3. Auflage

© 2009, 2017 TRIAS Verlag in
Georg Thieme Verlag KG
Rüdigerstraße 14, 70469 Stuttgart
1. Auflage 2009 Droemer Knaur,
München
2. Auflage 2012 TRIAS Verlag in
MVS Medizinverlage Stuttgart
GmbH & Co. KG

Printed in Germany

Satz und Repro: Fotosatz Buck,
Kumhausen
Gesetzt in: Adobe InDesign CS6
Druck: AZ Druck und Datentechnik
GmbH, Kempten

Gedruckt auf chlorfrei gebleich-
tem Papier

ISBN 978-3-432-10215-3

Auch erhältlich als E-Book:
eISBN (PDF)   978-3-432-10216-0
eISBN (ePub) 978-3-432-10217-7

1 2 3 4 5 6

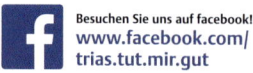

Besuchen Sie uns auf facebook.com
**www.facebook.com/
trias.tut.mir.gut**

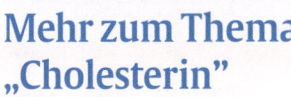

Mehr zum Thema „Cholesterin"

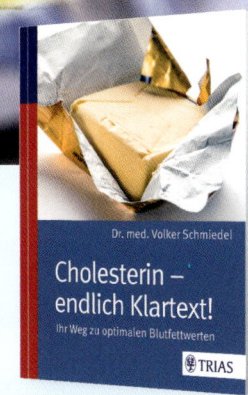

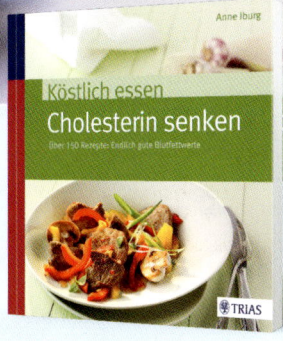

Volker Schmiedel
Cholesterin – endlich Klartext
€ 14,99 [D] / € 15,50 [A]
ISBN 978-3-8304-8316-8

Anne Iburg
Köstlich essen – Cholesterin senken
€ 19,99 [D] / € 20,60 [A]
ISBN 978-3-8304-6768-7

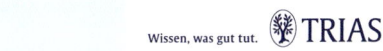

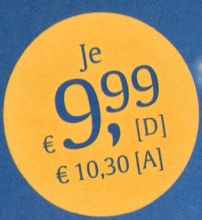

Je
9,99
€ [D]
€ 10,30 [A]

Klein – knackig – amüsant
Die 50 besten Killer-Argumente bei
Rückenschmerzen, Stress & Co.

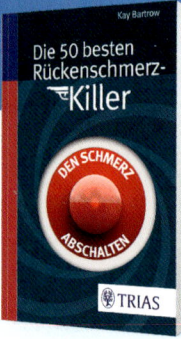

Kay Bartrow

Die 50 besten
Rückenschmerz-
Killer

DEN SCHMERZ
ABSCHALTEN

✦ TRIAS

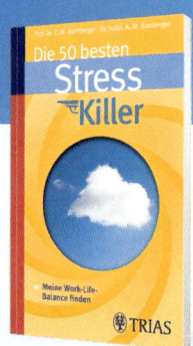

Prof.Dr. C.W. Bamberger · Dr. habil. A.W. Bamberger

Die 50 besten
Stress
Killer

Meine Work-Life-
Balance finden

✦ TRIAS

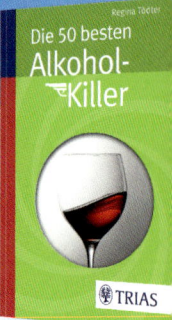

Regina Tödter

Die 50 besten
Alkohol-
Killer

✦ TRIAS

ISBN 978-3-8304-8088-4   ISBN 978-3-8304-6134-0   ISBN 978-3-8304-8319-9

Alle Titel auch als E-Book

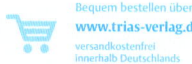

Bequem bestellen über
www.trias-verlag.de
versandkostenfrei
innerhalb Deutschlands

Wissen, was gut tut.   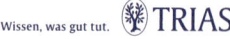 **TRIAS**